图解富血小板血浆（PRP）微针再生美容实用指南

ILLUSTRATED GUIDE TO COLLAGEN INDUCTION
WITH PLATELET–RICH PLASMA (PRP)

主 编 ［德］伯纳德·C. 科尔斯特（Bernard C. Kolster）
　　　 ［德］乌韦·帕施（Uwe Paasch）
主 审 李永林
主 译 加晓东 陶 卫 周 媛
副主译 纳俊蓉 李占营 张陈文

年轻化

面部
颈部
肩部
手部

北方联合出版传媒（集团）股份有限公司
辽宁科学技术出版社

Illustrated Guide to Collagen Induction with Platelet–Rich Plasma (PRP)
Rejuvenation Face|Neck |Décolleté|Hands
ISBN 978-1-78698-029-8
By Bernard C. Kolster / Uwe Paasch
Copyright © 2019 by KVM － Der Medizinverlag Dr. Kolster Verlags–GmbH, Berlin,
Germany, ein Unternehmen der Quintessenz–Verlagsgruppe.
All Rights Reserved.

© 2025 辽宁科学技术出版社
著作权合同登记号：第06-2023-257号。

图书在版编目（CIP）数据

图解富血小板血浆（PRP）微针再生美容实用指南 / (德)
伯纳德·C.科尔斯特 (Bernard C. Kolster), (德) 乌韦·帕施 (Uwe
Paasch) 主编；加晓东, 陶卫, 周媛主译. -- 沈阳：辽宁科学技术
出版社, 2025. 5. -- ISBN 978-7-5591-4057-9

Ⅰ. R625-64

中国国家版本馆CIP数据核字第202594N5N4号

出版发行：辽宁科学技术出版社
　　　　　（地址：沈阳市和平区十一纬路25号　邮编：110003）
印　刷　者：辽宁新华印务有限公司
经　销　者：各地新华书店
幅面尺寸：210mm×285mm
印　　张：13.25
插　　页：4
字　　数：360千字
出版时间：2025年5月第1版
印刷时间：2025年5月第1次印刷
出　品　人：陈　刚
责任编辑：凌　敏　于　倩
封面设计：袁　舒
版式设计：袁　舒
责任校对：黄跃成

书　　号：ISBN 978-7-5591-4057-9
定　　价：198.00元

投稿热线：024-23284356
邮购热线：024-23284502
E-mail:lingmin19@163.com
http://www.lnkj.com.cn

推荐序

在医疗美容领域，随着科技的不断进步和创新，我们见证了无数令人惊叹的变革，其中富血小板血浆（Platelet-Rich Plasma，PRP）技术的出现，为皮肤再生和美容打开了一扇全新的大门。这本《图解富血小板血浆（PRP）微针再生美容实用指南》的翻译出版，无疑是对这一前沿技术的深度挖掘和广泛传播，具有重要的学术和实践价值。

PRP技术通过提取患者自身的富血小板血浆，经过特殊处理后，再注射到皮肤组织中，利用其富含的生长因子和血小板衍生的生物活性物质，促进皮肤组织的再生和修复。这一技术不仅安全性高、效果显著，而且可以个性化定制，深受广大求美者的喜爱。

本书通过图解的方式，深入浅出地介绍了PRP技术的原理、操作步骤、注意事项以及可能的风险和并发症。这种直观、易懂的方式，使得读者无须具备专业的医学背景也能轻松理解这一技术。同时，书中还结合了大量的实际案例，让读者能够更加直观地感受到PRP技术在美容领域的广泛应用和显著效果。

此外，本书还从实用角度出发，提供了详尽的操作指南和常见问题解答，可以帮助医美从业者更好地将这一技术应用于实际工作中。无论是对于专业医生还是美容爱好者，本书都是一本不可多得的实用参考书。

最后，我要感谢本书的作者和编辑团队，他们凭借专业的医学知识和丰富的实践经验，为我们呈现了一部既具学术价值又具实用性的好书。相信这本书的翻译出版，将为富血小板血浆（PRP）微针再生美容技术在国内的发展和推广起到积极的推动作用。

李永林

2025年3月

译者序

《图解富血小板血浆（PRP）微针再生美容实用指南》详细介绍了富血小板血浆（PRP）微针再生美容技术的原理、操作步骤、注意事项及临床应用等内容。读者可以借此深入了解该领域的最新研究成果。

我们作为本书的译者，致力于为读者提供全面、准确的指南，帮助他们更好地理解和应用PRP微针再生美容技术。在翻译过程中，一些学者提出了新的观点和方法，引发了诸多学术争议，比如，血小板纯化技术、血细胞单采等手术中PRP/CGF/PRF等的提取方式、应用技术存在争议，临床应用的浓度、有效性、细胞原始性等多项指标也"参差不齐"，影响了检测结果和治疗效果。笔者也在不断学习……我们尽力准确传达原文含义，同时让语言表达更通俗，方便读者阅读和理解。

我们希望本书成为美容医学领域专业人士和爱好者的重要参考资料，为他们的学习和实践提供有力支持。同时，也希望读者在使用本书时，根据自身实际情况，合理选择治疗方案，并听从专业医生的建议。

最后，感谢原作者的辛勤付出和无私分享，让我们有机会将这些宝贵的知识传递给更多的人。期待本书的出版能为推动富血小板血浆（PRP）微针再生美容技术的发展和应用作出贡献。

加晓东

2024年9月

前言

各位同人：

考虑到目前尚没有PRP在皮肤科中应用的专著，我们希望本书可以在一系列以皮肤修复和嫩肤为治疗原则的方法中，为读者提供一个全新的治疗方案。我们采用了图解指南形式，扩展了经过实践验证的概念，生动展示了各种PRP治疗方案快速发展的各个方面。在此过程中，我们借鉴了多年的实践、科学经验和之前制作的许多相关对象的图解指南（例如经皮胶原蛋白诱导、皮肤科激光、"面部"图解指南）以及其他美容皮肤领域（例如肉毒毒素、填充剂、美塑疗法和剥脱术）的指南。

本书将全面展示和介绍微针治疗联合应用PRP进行皮肤修复和嫩肤的治疗方法。这种方法在医学美容中获得了广泛的认可，因为它秉持一项重要原则：与其他方法相比，该方法借助内源性天然物质，治疗后的停工期较短；而且在治疗效果方面，该方法并不追求根本性改变外貌，而是缓慢自然地改善治疗区域的皮肤结构。

在设计描述这些信息的方式时，我们遵循了已有的结构：除了关于皮肤质地和治疗、PRP作用方式、所需仪器以及求美者管理的理论基础外，还详细描述了获取PRP的新技术（之前主要在原始论文和综述中描述）。我们非常重视这样做的价值，并尽全力以富有教学的方式呈现PRP采集和应用的基本原理和实际操作，希望读者能从本书中受益。最后，根据从我们的求美者中获得的结果，我们单独评估了微针治疗/PRP联合治疗的潜力。

本书最大的亮点是有大量精选照片和示意图的展示。照片由摄影师金特·科特纳（Günter Körtner；马尔堡）和马库斯·卡斯滕（Marcus Karsten；莱比锡）拍摄，并配有戴维·库恩（David Kühn）精心制作的图表以及组织学幻灯片的显微照片。这种大量图文结合的方式使读者能够清晰了解书中所包含的信息，使读者能够迅速熟悉通过微针治疗应用PRP的操作方法、作用方式和潜在副作用。

此外，我们必须感谢我们的同事汉诺·珀奇（Hanno Pototschnig），他编写了本书第2章。

本书对于初学者和经验丰富的医生而言都应该是一本有价值的指南。我们衷心希望所有读者在阅读过程中既能有所收获，又能获得愉快的阅读体验，同时我们期待您的反馈和建议。

伯纳德·C. 科尔斯特（Bernard C. Kolster）医生（医学博士）和乌韦·帕施（Uwe Paasch）教授（医学博士）

马尔堡和莱比锡，2019年3月

主编简介

伯纳德·C. 科尔斯特（**Bernard C. Kolster**）**医生**（**医学博士**）是一位物理治疗师和内科医生。伯纳德博士是KVM-Verlag公司"医学美容方法和治疗图解指南系列"的创始人和联合编辑。他与乌韦·帕施教授（医学博士）在同一家私人医疗诊所任职，专门从事皮肤美容治疗工作。

乌韦·帕施（**Uwe Paasch**）**教授**（**医学博士**）已有20余年皮肤科从业经验。他是莱比锡大学皮肤病学系男科培训中心的负责人，除了在大学任职外，他还经营一家皮肤科诊所，专门从事皮肤科治疗、皮肤激光疗法以及医学/皮肤美容学研究与实践。除了从事皮肤科治疗实践方面的工作外，他还进行了实验和标准方法的研究，并研究了这些方法在临床、宏观和组织学水平上的影响。

审译者名单

主　审

李永林

主　译

加晓东　陶　卫　周　媛

副主译

纳俊蓉　李占营　张陈文

参译人员

加晓东　宁夏西京妇产医院整形美容院长

　　　　宁夏丽人妇产医院皮肤美容院长

陶　卫　重庆当代整形外科医院副院长

周　媛　兰州华美整形美容医院皮肤院长

纳俊蓉　青海时光相伴整形美容医院无创注射美容科主任

李占营　澍青医学院副教授

张陈文　武汉微慕医疗美容院长

赵江海　美烨奥莱娅医疗美容门诊院长

刘　强　兰州嘉琳整形美容医院院长

主审简介

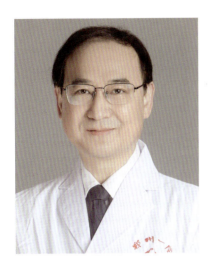

李永林

李永林，医学博士、整形外科主任医师，新乡医学院、河南大学医学部、苏州大学医学部整形外科学硕士研究生导师，国家二级心理咨询师。现任郑州市第一人民医院、郑州市整形医院河南省临床重点专科学科带头人、郑州市整形烧伤研究所所长。

社会任职

国家自然科学基金委员会评审专家；

教育部学位委员会硕博士论文评审专家；

中华医学会创伤学分会组织修复学组委员；

中华医学会医学美学与美容学分会专科会员；

江苏省科技厅科技评审专家；

江苏省医学会整形烧伤外科学分会委员；

江苏省医学会美学与美容学分会美容外科学组委员；

江苏省中西医结合学会整形烧伤与美容外科学分会常委；

江苏省生物医学工程学会医学组织工程与移植专业委员会委员；

苏州市科技局科技评审专家；

镇江市科技局科技评审专家；

山东省科技厅科技评审专家；

苏州市医学会医疗事故鉴定专家；

苏州市医学会整形烧伤与美容外科学专业委员会主任委员。

科研及教学、获奖

　　主要从事角朊细胞转染后永久性培养的研究、成纤维细胞表型变化与瘢痕形成机理的研究、创面愈合的体外与在体实验的研究、病理性瘢痕形成机理的研究、丝素蛋白对真皮组织再生影响的研究等。公开发表的论文30余篇。2002年、2003年获苏州市医学新技术项目三等奖各一项，2003年、2008年获江苏省卫生厅医学新技术引进二等奖各一项，2004年获苏州市科技进步奖三等奖一项。承担国家自然科学基金项目、江苏省高校重点项目、苏州大学及苏州大学附属第一医院优秀青年骨干基金项目等多项课题。培养硕士研究生10名（海外留学生1名）。2012年度郑州市学术技术带头人，2016年获郑州市医德标兵荣誉称号，2017年获第二届王正国创伤医学奖"特殊贡献奖"。

译者简介

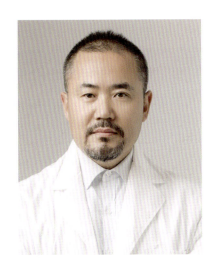

加晓东
宁夏西京妇产医院整形美容院长
宁夏丽人妇产医院皮肤美容院长
芳华医学美容门诊部技术院长
WRG祛斑抗衰联盟创始成员
皮肤美容灯塔学院成员
中国整合年轻化学会副主任委员
亚洲医学美容协会激光分会第一届委员
亚洲医学美容协会注射分会第一届委员
中国非公立医疗机构学会皮肤激光美容专业委员会委员
中国中西医结合学会医学美容专业委员会青年委员
中国中西医结合学会医学美容西北专家委员会第一届副秘书长
西北医学美容联盟发起人

从事皮肤美容临床工作20年有余，多次在全国学术会议上发言，主译《激光美容与皮肤年轻化抗衰老方案》《肉毒毒素注射美容——理论与实践手册》《身体塑形的手术和非手术方法》《PRF在美容再生医学中的应用》《面部填充术——如何塑造完美的轮廓》《图解富血小板血浆（PRP）微针再生美容实用指南》《注射美容操作图谱》《肉毒毒素美容效果优化》，参译《微整形注射指导手册肉毒素与填充剂多注射》《眼周整形修复及手术操作》《精雕吸脂技巧与移植填充术》，以及参编《微整形注射并发症》等10余部学术著作。技术交流微信：jiaxd19781207

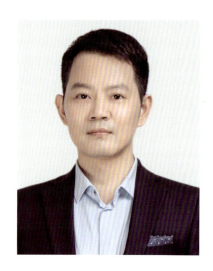

陶卫

· 副主任医师

· 重庆当代整形外科医院副院长

· 中国整形美容协会皮肤激光分会微针专家委员会常委

· 中国中西医结合学会中医美容专家委员会副主任委员

· 中国整形外科与微创内镜医师协会线雕专家委员会常委

· 中国整形美容协会中医美容分会注射美容专家委员会副主委

· 中国整形美容协会皮肤美容分会动能素专家委员会委员

· 中国中西医结合学会皮肤激光美容分会委员

· 英国中胚层抗衰老协会（SoMUK）会员

· 中国抗衰老促进会医学美容分会委员

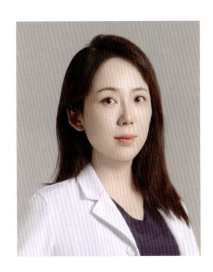

周媛

兰州华美整形美容医院皮肤院长

中国整合年轻化学会青年委员

中国整形美容协会注射美容与微整形艺术委员会委员

中国整形美容协会中西医结合分会皮肤综合抗衰专业委员会委员

中国整形美容协会美学设计与咨询分会皮肤管理专业委员会委员

激光美容与皮肤年轻化酷塑指定临床操作认证

超皮秒指定临床操作认证

超声炮指定临床操作认证

欧洲之星Fotona4D指定临床操作认证

尖峰之星超声王指定操作医师

半岛白钻超声炮指定操作医师

超光子逐光之星医师

道趣芙琳官方认证医师

半岛超声炮三星认证医师

艾尔建美学、乔雅登极雅认证医师

嗨体、润致、薇美芙认证医师

个人经历：

　　2008年毕业于甘肃省中医药大学临床系，曾在陆军总医院美容中心、三爱堂光子美容中心工作，多次受邀参加全国会议演讲，参与《身体塑形的手术和非手术方法》《注射美容操作图谱》（主译）以及《肉毒毒素注射美容理论与实践手册》《激光美容与年轻化抗衰老方案》《肉毒毒素美容效果优化》（副主译）等医美抗衰图书的翻译工作。

擅长项目：

问题肌肤治疗、眼周/口周抗衰、色素性皮肤治疗、激光美肤抗衰、中胚层美塑疗法、面部年轻化等。

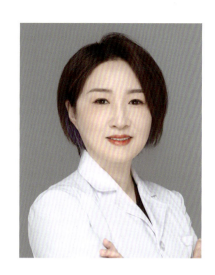

纳俊蓉

主治医师

青海时光相伴整形美容医院皮肤注射科主任
中国整形美容协会会员
甘肃省医师协会整形美容医师分会会员
青海省医师协会整形美容医师分会会员
世界内镜医师协会中国整形外科西部联盟委员会理事

获得授证：

艾维岚认证医师
美国保妥适官方指定注射医师
美国乔雅登官方指定注射医师
法国FILLMED艺术填充指定注射医师
韩国艾莉薇玻尿酸官方认证注射医师
韩国婕尔玻尿酸官方认证注射医师
中国海魅玻尿酸官方指定注射医师
中国华熙生物"润致"面部年轻化专家
伊肤泉规范化微针治疗认证医师
Taixl黄金超声炮认证医师

擅长面部年轻化精细注射、面部注射除皱、面部轮廓
液态提升、面部线雕材料提升等。注射手法细腻，全面部
评估定制个性化抗衰方案。

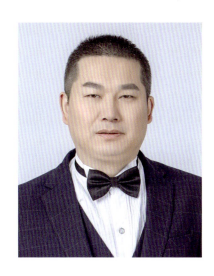

李占营

澍青医学院专科毕业，河南大学EMBA结业，郑州大学工商管理专业本科毕业

澍青医学院副教授

《肌高压治疗》与《中医针灸整形》图书副主编

经济学诡诈术防骗倡导者

美国格里集团行业资讯导师

上海凯胜行业资讯导师

20年PRP、PRF/CGF/ACT等系列技术与产品研发领域的资深行业先驱：20年来，他专注于PRP（富血小板血浆）、PRF（富血小板纤维蛋白）、CGF（浓缩生长因子）以及ACT（自体细胞治疗）等系列技术与产品的研发工作。这些技术作为现代医学的重要组成部分，在促进组织愈合、再生医学以及抗衰老治疗等方面发挥着关键作用。他不仅率先将这些技术引入相关行业，更通过对其不断创新与优化，促进相关行业的进步与发展。他带领团队攻克了一个又一个技术难题，成功研发出多款具有国际领先水平的产品，为全球患者带来了新的希望与可能。他的研发成果不仅在国内市场获得了广泛应用与认可，更在国际市场上展现出强大的竞争力。其研发的医疗技术与产品先后荣获数十项专利。

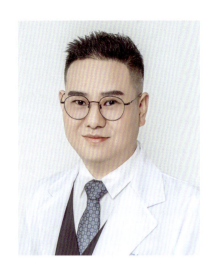

张陈文

毕业于同济医科大学

武汉微慕医疗美容院长

整形外科硕士

整形外科副主任医师

美容外科主诊医师

无创中心技术院长

· 中韩交流学者

· 海峡两岸三地交流学者

· 美沃斯国际整形大会2016年度青年医师论坛讲师

· 中国首届线雕面部年轻化创新技术大奖获得者

· 艾尔建授权注射医师/导师

· 双美授权注射医师/导师

· 爱美客授权注射医师

· 艾莉薇授权注射医师/导师

· 伊妍仕授权注射医师/导师

· 艾维岚授权注射医师

· 保柔缇授权注射医师

先后主译《微整形玻尿酸注射手册》《埋线提升与抗衰老手册》《微整形注射指导手册》《肉毒素注射与临床美学实践》《线雕实用操作手册》，副主译《PRF在美容再生医学中的临床应用》《微整形注射并发症手册》《图解富血小板血浆（PRP）微针再生美容实用指南》，以及主审《肉毒素注射美容理论与实践手册》等多部图书；曾在《中国医疗美容》《医学美学美容》等杂志上发表多篇专业论文。

擅长领域：

注射微整形与线雕、注射和线雕并发症的救治、美学内-外轮廓固定最新注射技术及颜面部精修。

目录

部分缩写

AFXL	剥脱性点阵激光
ALA	5–氨基酮戊酸
D	道尔顿，分子质量单位
DADD	设备辅助药物传输
EDTA	乙二胺四乙酸
EGF	表皮生长因子
FGF	成纤维细胞生长因子
HA	透明质酸
HE（染色）	苏木精–伊红（染色）
HSP	热休克蛋白
LADD	激光辅助药物传输
MEND	微观表皮/渗出性坏死碎片
min.	分钟
mJ	毫焦耳
ms	毫秒
NAFXL	非剥脱性点阵激光
NSAID	非甾体抗炎药
PDGF	血小板衍生生长因子
PDT	光动力学疗法
PPP	贫血小板血浆
PRP	富血小板血浆
s	秒
TGF	转化生长因子
VEGF	血管内皮生长因子
W	瓦

1

皮肤修复和嫩肤治疗准则

Skin repair and skin regeneration as a therapeutic principle

1 皮肤修复和嫩肤治疗准则

皮肤光老化和自然老化、动态和静态的变化需要医学和/或美容治疗。皱纹、皮肤松弛、妊娠纹或瘢痕都是矫正美容手术的潜在适应证。这一点尤其适用于面部和手部等长期可见的皮肤区域，同样也适用于身体的其他任何部位。此外，衰老的皮肤愈发容易转化出良性肿瘤和恶性肿瘤，其中西半球的浅表非黑色素瘤皮肤癌（NMSC；也称为非黑色素细胞肿瘤或白皮肤癌）的发病率持续显著上升。下面列出的两种类型是最常见的非黑色素瘤皮肤癌：

- 浅表型或结节硬化型表现的浅表型基底细胞癌（BCC）（→图1.1）。
- 光化性角化病（AK；同义词：鳞状细胞原位癌）（→图1.2）。

在这个背景下，癌细胞大范围扩散是一个重大问题，非常常见，称为区域癌化。

当皮肤出现结构性损伤需要修复时，医学美容中一个已经确定的治疗原则是激发皮肤自身的再生潜力，促进重塑，并形成新结构，最终修复受损的组织。

此类医学操作的目的是改善皮肤的外观和功能，同时尽可能避免介入后的损伤。因此，旨在改善皮肤的理想治疗干预措施只会激活与皮肤自然再生相关的过程：

- 修复表皮，无破坏。
- 修复真皮，实现创面愈合，不留瘢痕。
- 刺激胶原蛋白合成，无纤维化。
- 刺激内源性生长因子产生。

目前最常用的嫩肤方法，例如广泛的激光剥脱术或化学消融，只能在一定程度上满足这些要求。由于这些方法往往与表皮甚至真皮消融相关，因此这些手术存在风险，并不总是具有改善效果；相反，它们甚至可能导致初始状况恶化。

在开发点阵式光热解概念过程中，研究人员在多次微创伤后创面愈合方面取得了重要发现。如果微小创伤在一定的尺寸限制内，即只要始终保留足够数量的未处理区域，就可诱导惊人的再生潜力。如今，点阵皮肤治疗的概念已经通过多种方法得到实施，包括剥脱性激光和非剥脱性激光治疗、微针治疗、射频治疗和超声治疗等方法，已成为常规的选择。这些方法可以作用于表皮层或真皮层，或者同时作用于两者。

经皮胶原蛋白诱导方法，在日常实践中通常称

浅表非黑色素瘤皮肤癌中的皮肤变化

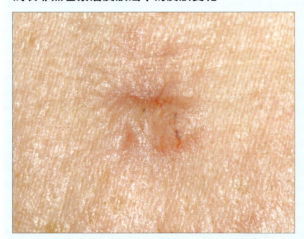

图1.1 基底细胞癌是最常见的人非黑色素瘤皮肤癌

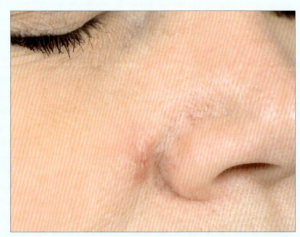

图1.2 光化性角化病是第二常见的人非黑色素瘤皮肤癌

为"微针治疗"，是一种近乎理想的方法，满足了嫩肤治疗的要求。由于创伤诱导再生修复，而且只有微观破坏效应，它可以安全有效地治疗从轻微到严重的结构性变化。点阵光热作用也适用于治疗多种皮肤病，并且在某些领域比以往的方法更有效。

随着局部药物的广泛应用，微穿孔方法的适应证范围得到了扩展，被称为设备辅助药物传输（DAAD）。后者已被经验丰富的医疗从业者以激光辅助光动力学疗法的形式成功用于治疗恶性非黑色素瘤皮肤癌。这一概念正在不断完善，例如，它可与日光或类似于日光的替代光源结合使用，这一点在凝血区（可防止大量出血）尤其重要。最近的研究表明，该区域可充当引入分子的海绵状储存库。

相比之下，强化微针治疗技术会引发皮内出血，直接刺激真皮创面愈合级联反应，从而诱导所需的新型胶原蛋白合成。角质形成细胞迁移到该区域，增殖并导致真皮再生。富血小板血浆（PRP）领域的最新进展表明，在医学美容背景下，通过DAAD将PRP导入微穿孔皮肤，能以可控且高效的方式实现皮肤修复和嫩肤，并且副作用较少。

1.1 创面愈合和瘢痕形成

1.1.1 创面愈合的生理学机制

浅表皮肤损伤会破坏其屏障功能，造成各种后果。因此，基本要求是创面迅速愈合，将皮肤恢复到原始状态。然而，即使创面愈合再好也会伴随瘢痕形成。最近的研究认为应进一步改善创面愈合的新方法，但目前还没有办法在基底膜受损后完全避免瘢痕形成。典型的创面愈合经历了多个阶段。

■ 创面愈合过程

在正常生理条件下，创面修复愈合，是有特定规律和程序有条不紊地进行的。典型的创面愈合可分为4个相互重叠的阶段：

- **渗出期**（第1~4天）：血管损伤引发创面愈合过程。血小板和嗜中性粒细胞分泌多种生长因子。创面暂时闭合。
- **吸收期**（第1~10天）：炎症细胞（粒细胞、巨噬细胞）迁移到创面区域。细胞碎片被分解，分泌出更多的生长因子和炎症介质（细胞因子、趋化因子、前列腺素）。这些信使物质吸引炎症细胞和成纤维细胞，并刺激它们的合成活性。
- **增殖和上皮化期**（第3~24天）：形成肉芽组织，最初散布在许多血管之间。进入的成纤维细胞合成更多胶原蛋白和弹性蛋白。新的胶原纤维增强了肉芽组织，而角质形成细胞迁移到该区域并增殖，形成肉芽组织上的表皮层。
- **修复和嫩肤**（第24天~1年）：新形成的胶原纤维形成网络，同时毛细血管退化。组织变得越来越坚固，血管越来越少。可能需要几个月的时间完成再生阶段和结缔组织结构重组。

初始炎症反应的目的是消除有缺陷的组织、异物和微生物。随后，形成新血管，并激活角质形成细胞和成纤维细胞，而结缔组织被合成的细胞外基质成分取代。在临床上，创面愈合与瘢痕形成相关。通常情况下，正常的瘢痕会适应周围皮肤的形态和功能，不会干扰其功能，并且能够抵御压力和应激。与健康皮肤相比，瘢痕组织的特点包括皮肤附属器丧失、网状脊消失、细胞外基质成分的结构和组成的改变以及机械性能的定性损伤。

■ 创面愈合的机制

在真皮创面愈合级联过程中，首先由巨噬细胞引发组织分解，随后由成纤维细胞形成新的结缔组织（重塑）。特别值得一提的是，细胞因子转化生长因子β（TGF-β）是一种与细胞外基质结构重建相关的物质。TGF-β对成纤维细胞具有促有丝分裂效应，然后刺激成纤维细胞进一步合成和分泌胶原蛋白、弹性蛋白、纤维连接蛋白和其他正常健康结缔组织成分。因此，TGF-β在创面愈合级联及其结果中起着关键作用。根据创伤刺激（即损伤性质），炎症细胞在初始阶段可能会形成多种TGF-β亚型，这对成纤维细胞中的不同基因片段具有调控作用。因此，修复和重建期完成后的真皮重塑和皮肤质量是由分子调节机制控制的。

研究表明，TGF-β_3在构建生理完整的胶原蛋白网络（主要由Ⅰ型胶原纤维组成）方面具有特殊意义。相反，TGF-β_1和TGF-β_2与创面愈合中的瘢痕形成和Ⅲ型胶原纤维的平行排列（而不是正常的细密网状结构）相关。子宫内胚胎产生的创面可以在不形成瘢痕的情况下愈合。这些创面的特点是TGF-β_3水平较高，同时TGF-β_1和TGF-β_2水平非常低。与此相反，TGF-β_1和TGF-β_2在成人创面中占主导地位。

已证实，适量维生素A联合足量抗氧化剂，通过刺激修复机制，同时保护其免受自由基侵害，可以对抗皮肤衰老过程。维生素A控制所有表皮和真皮细胞系列的增殖和分化，因此对于维持皮肤的生理过程（包括创面愈合）至关重要，对于通过成纤维细胞优化胶原蛋白合成和产生糖胺聚糖来构建细胞外基质也至关重要。此外，维生素A可以促进TGF-β_3的释放，与晶格状胶原蛋白网络和无瘢痕创面愈合相关。

维生素C对于形成稳定的Ⅰ型和Ⅲ型胶原蛋白原纤维至关重要，因此在健康胶原蛋白–弹性蛋白基质构建方面起支持作用。考虑到维生素C的经皮吸收效果较差，应使用维生素C衍生物抗坏血酸四异棕榈酸酯，这种物质容易渗入皮肤中，并立即在细胞内转化为抗坏血酸。

除维生素外，PRP也已成为一种备受关注的创面愈合调节因子。

创面完全愈合所需的时间可能会因损伤类型、创面愈合条件以及愈合阶段中受到的压力和应变而有所不同。

1.1.2 创面愈合的病理生理学机制

如果创面愈合的某些阶段被中断、延迟或遭到其他形式的干扰，则会产生创面愈合问题。通常会形成病理性瘢痕，导致形态异常、功能损伤或应力承受能力降低，或出现慢性炎症或增生。增生是替代组织不受控制、过度产生的表现。

■ 瘢痕和瘢痕疙瘩

创面愈合问题在临床上可表现为瘢痕疙瘩或肥厚性瘢痕。瘢痕疙瘩的特征是自发产生并进展到实际创伤区域之外，而肥厚性瘢痕的特征是局限于创伤后期的损伤区域，但临床上明显表现出替代组织过度产生（表1.1）。瘢痕和瘢痕疙瘩也可以通过组织学区分。瘢痕组织通常会聚集大量成纤维细胞、纤维细胞和炎症细胞。相比之下，瘢痕疙瘩的特征通常为细胞较少，纤维较宽，对嗜酸性染色剂的吸收率较高，并且通常呈透明状（→图1.3～图1.6）。

表1.1 瘢痕疙瘩与肥厚性瘢痕的鉴别特征

特征	瘢痕疙瘩	肥厚性瘢痕
发生情况	罕见，发生率随着皮肤色素沉着程度增加而增加	常见
程度	超出原始病变范围	仅限于原始损伤
发作时间	>损伤后6个月	<损伤后6个月
消退情况	无	常见
是否存在既往损伤	是，通常是求美者未注意到的"小创伤"（例如毛囊炎、抓伤或昆虫叮咬）	是
部位	通常位于上半身，常见于耳垂、胸骨、颈项区域	整个皮肤
遗传易感性	是	未知
组织学	▪ 细胞凋亡减少 ▪ 血管生成增加 ▪ 胶原纤维粗，有些与表皮平行，有些呈结节状 ▪ 中心细胞减少	▪ α–肌动蛋白阳性肌成纤维细胞 ▪ 胶原纤维呈波浪状，与表皮平行排列

瘢痕组织与瘢痕疙瘩

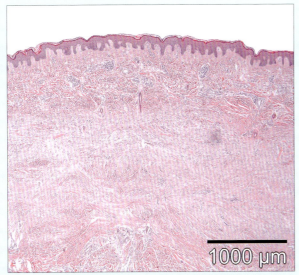

图1.3 肥厚性瘢痕组织：在网状脊不连续伸长的正常复层上皮下方，有丛状胶原纤维束，内含血管和炎症细胞［苏木精–伊红染色（HE染色），4倍放大］

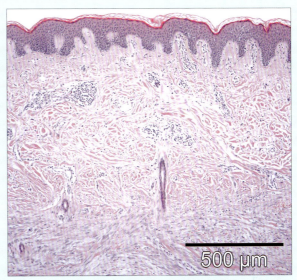

图1.4 肥厚性瘢痕切片显示，炎症细胞浸润，特别是在血管周围区域，嵌入丛状纤维束之间的空间中（苏木精–伊红染色，10倍放大）

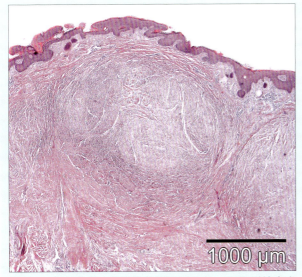

图1.5 瘢痕疙瘩：组织学分析显示凸起、不规则棘皮表皮和不规则、粗糙网状脊伸长（苏木精–伊红染色，4倍放大）

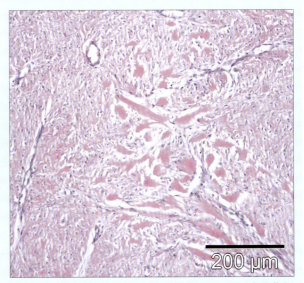

图1.6 瘢痕疙瘩中心部分的详细视图，显示透明化纤维，具有高嗜酸性染色剂吸收率

　　肥厚性瘢痕常在胸骨手术后出现，也可能在较小的切除手术后出现，但没有任何临床替代参数（→图1.7～图1.9）。还存在许多其他临床实体，具有特定的病理形式：痤疮瘢痕、烧伤瘢痕、萎缩性瘢痕等（→图1.10～图1.13）。痤疮瘢痕是由毛囊相关炎症引起的，具有多种临床变体。根据其严重程度和典型结构模式，可分为厢车型瘢痕、冰锥型瘢痕和滚轮型瘢痕。这些不同类型的瘢痕对治疗干预的反应程度各不相同。颈背部痤疮瘢痕疙瘩是一种特殊类型的瘢痕，在肤色较深的人中较为常见。图1.14～图1.16显示了瘢痕疙瘩的典型表现形式。

1

肥厚性瘢痕

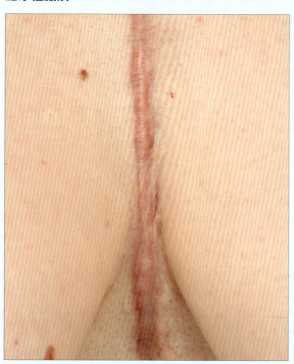

图1.7 胸骨正中切口开胸术后的肥厚性瘢痕。瘢痕突出，质地坚硬，增生肥厚

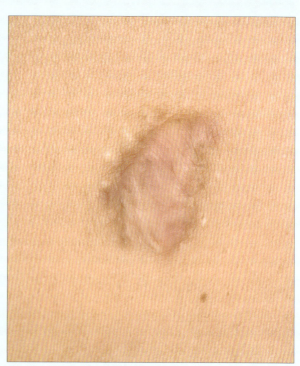

图1.8 痣切除后的肥厚性瘢痕

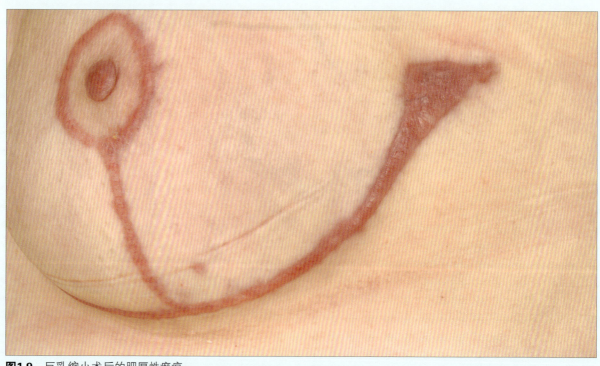

图1.9 巨乳缩小术后的肥厚性瘢痕

痤疮瘢痕

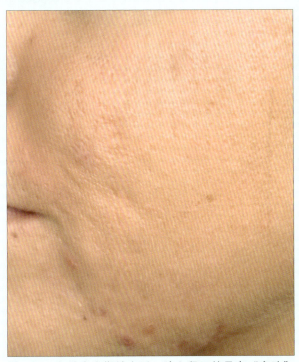

图1.10　急性炎症期结束后，脸上留下的具有"穿孔"外观的深层瘢痕

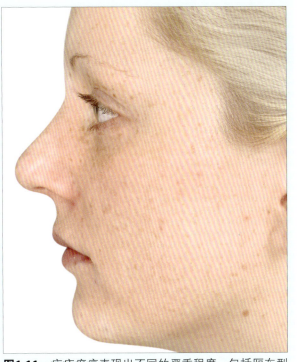

图1.11　痤疮瘢痕表现出不同的严重程度，包括厢车型瘢痕、冰锥型瘢痕和滚轮型瘢痕

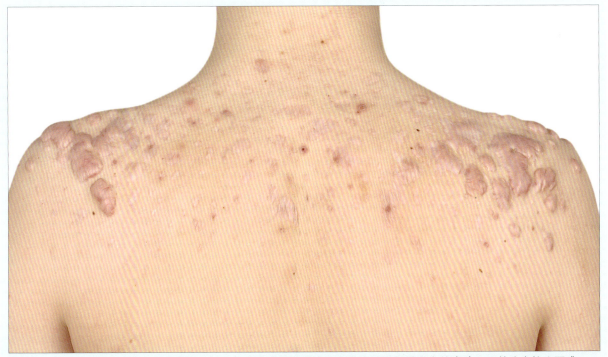

图1.12　痤疮后肩部区域形成的瘢痕疙瘩，会干扰肩部的活动，因位于承受机械应力的皮肤上，其治疗较为困难

萎缩性瘢痕

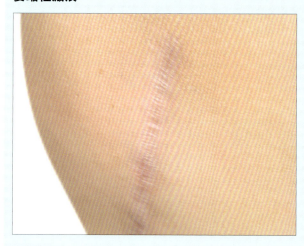

图1.13 瘢痕可以先萎缩，也可以随着发展而萎缩，并且外观通常凹陷

瘢痕疙瘩

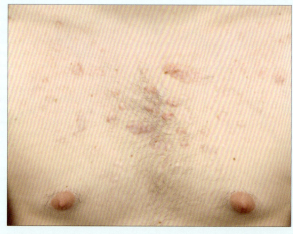

图1.14 瘢痕疙瘩可能会自发发生，特别是在胸骨区域

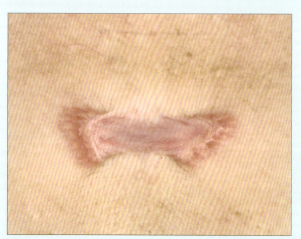

图1.15 在活跃期，瘢痕疙瘩通常会呈蝴蝶形状

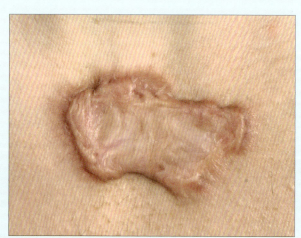

图1.16 褪色中心周围的深红色边缘是瘢痕疙瘩活动的体征

■ 瘢痕治疗

症状持续存在，例如发红、瘙痒、疼痛、色素变化，以及收缩和机械刺激等功能缺陷，需要接受治疗。所有这些因素常常导致生活质量严重下降。现行德国指南提供了一系列治疗选择，但这些治疗选择并不总能获得人们期望的治疗效果。如果在治疗3~6次/3~6个月后仍未获得满意的效果，建议修改治疗策略（联合治疗/更换药物/增加剂量）。

还有许多其他选择，但由于缺乏已报道证据，这些选择并未纳入推荐中。这些选择包括基于激光和微针的微穿孔系统以及PRP的使用。关于点阵激光，已经有了相当可靠的已报道证据，因此最近的文献推荐进行即刻诱导重塑。

点阵激光治疗（→图1.17）、微针治疗和剥脱性点阵激光治疗（使用Er:YAG激光与PRP结合）对痤疮瘢痕的效果非常好。微针和PRP联合治疗对冰锥型和滚轮型痤疮瘢痕的效果非常好。此外，值得注意的是，加用PRP可以增强微针治疗萎缩性瘢痕的效果。

由于有大量的研究支持，痤疮瘢痕的剥脱性激光治疗已经可以归类为经过验证的治疗方法，适用于所有皮肤类型。预计超过2/3的求美者的痤疮瘢痕，甚至是时间较长的瘢痕，可能会得到改善。能量越高，效果越好，但副作用也越多，这一准则在该治疗方法中同样适用。如果对明显的瘢痕进行更密集和更频繁的治疗，效果会更好。病症充分发展的炎症似乎不会对干预产生负面影响。比较微针治疗与使用Er:YAG激光的点阵激光治疗（均为单一疗法）后发现，激光治疗的效果似乎更好。

1.2 点阵微创——皮肤无瘢痕技术

原则上，完整的皮肤在整个生命周期中具有惊人的再生潜力。有针对性地管理创面愈合，以确保其按照最佳程序进行，在现代医学中是一个非常热门的课题。如前文所述，在点阵光热分解作用背景下，对于微创伤后创面愈合的理解已经取得了重要的进展。

在点阵激光凝固［非剥脱性点阵激光（NAFXL）治疗］和消融术［剥脱性点阵激光（AFXL）治疗］之后，立即启动特定的创面愈合，然后以特定的愈合程序进行表皮和真皮重塑。首先，在未经治疗的角质形成细胞中，应激蛋白开始表达增强。这些蛋白对各种应激源（包括热）做出反应，因此也称为热休克蛋白（HSP）。HSP70在

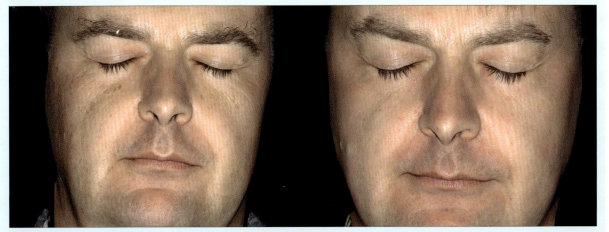

痤疮瘢痕的激光治疗

图1.17 激光治疗对痤疮瘢痕、细纹和色素沉着区域的影响

剥脱性点阵激光治疗后的创面愈合

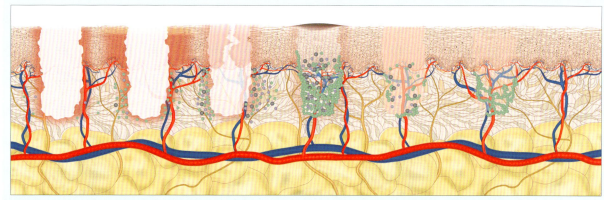

图1.18 剥脱性点阵激光治疗后的创面愈合顺序。在引入所谓的微观治疗区（MTZ；左侧病变）后，24 h内（中央病变）会开始进行表皮重塑。在接下来的3天内，形成新的表皮，随后开始进行真皮重塑（右侧病变）

角质形成细胞中发挥了重要作用，并且在角质形成细胞中非常容易检出，在激光治疗后3天左右达到峰值。这有助于及时更换末梢角质形成细胞，并修复存活细胞中的重要细胞功能，在临床上，表现为可以保持（NAFXL治疗）或恢复（AFXL治疗）表皮屏障完整性。

在这方面，有趣的是，即使低能量水平也足以在邻近的未受损的角质形成细胞中引起HSP70广泛表达，使用较高能量水平也无法直接增加反应，但通过顺序刺激（例如激光预处理）可以达到这一目的。在这种背景下，已观察到这种效应也与波长相关。波长越长，HSP70诱导效应越强。体内模型研究表明，在手术操作前24 h至手术操作后10 min，应以早期干预的形式启动激光治疗，以确保术后瘢痕形成达到最佳效果。

随后会进行真皮重塑，但存在一定程度的延迟（→图1.18）。应用点阵激光时，一个特有的临床显著特征是表皮主动排出凝固物质，类似于反应性穿孔性皮肤病。这种现象在手术后至少24 h才会出现。皮肤上出现可见并可触及的小棕色斑点，可以用"古铜色"来描述。每个区域被称为微观表皮/渗出性坏死碎片（MEND）。该过程可能会持续长达5天。

此时，可在组织学上检测到炎症细胞的显著浸润，其中淋巴细胞和组织细胞占主导地位（→图1.19）。此外，表皮下裂隙长期可见，应用非常高的能量会增加肉芽肿形成的风险。很久之后，凝固的结缔组织才能完全重塑，从而形成新的胶原纤维和细胞外基质（透明质酸）。

现在已知这种类型的治疗使我们能够可靠地和可重复地重塑皮肤，甚至可能包括其所有隔室的正常化。这不仅在皮肤结缔组织成分中，而且也在神经和血管组织中得到证明。

点阵微创旨在诱导再生，也被应用于微针治疗、点阵射频或超声治疗中。只要每个单独区域都很小，几乎可以在不留瘢痕的情况下暂时打开近50%的皮肤表皮（→图1.20）。然而，需要确保个体创伤的大小不超过300 μm，并且如果使用激光，不应发生大面积加热。

1.2.1　点阵微创药物传输技术

药物、活性物质或美容护理产品透皮给药的一个基本问题是皮肤角质层的相对不渗入性（→图1.21和图1.22）。已研究出了许多方法来绕过这个问题（→表1.2）。

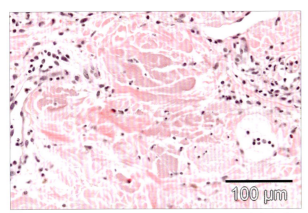

图1.19 剥脱性CO$_2$点阵激光治疗3天后淋巴细胞炎症的组织学检查结果

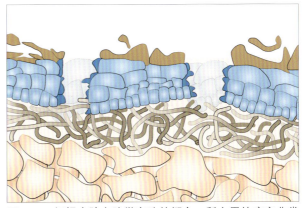

图1.20 根据皮肤点阵微穿孔的概念，所应用的病变非常小，可以愈合，不会留下瘢痕。治疗区域之间保留的完整皮肤是无瘢痕愈合的主要介导因素。在涉及微针微穿孔的治疗中，不存在典型的激光热效应

皮肤角质层

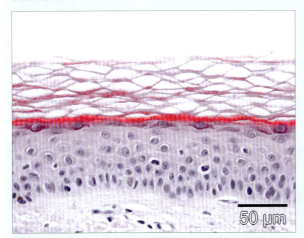

图1.21 人多毛皮肤完整角质层的网篮状编织模式

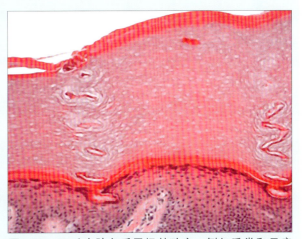

图1.22 无毛皮肤角质层极其致密，例如手掌和足底区域

表1.2 改善经皮应用药物、活性物质和美容护理产品的方案

外用制剂	化学和机械渗入	外力作用	表皮屏障暂时打开（TOR）
过饱和药物	注射	电离子透入疗法	滚轮微针
渗入增强剂	张力性水疱	超声导入法	剥脱性点阵激光和射频（RF）设备
胶囊剂	皮肤磨削术	电穿孔	
纳米载体	剥脱术	光机械波 水穿孔 微水刀激光切割法	
受囊泡大小和运输能力的限制	**受面积大小、渗入深度和运输能力的限制**	**受囊泡大小和运输能力的限制**	▪ **50%的皮肤在约24 h的渗入后出现无瘢痕愈合** ▪ **高容量** ▪ **内部压力作用**

人们发现了安全性近乎为理想状态的非剥脱性点阵激光，随后将该原理转化到剥脱性激光中，催生了激光辅助药物传输（LADD）的概念，即使用激光对皮肤进行微穿孔后引入物质。

其基本原理是，使外用制剂更接近目标结构，最重要的是，将角质层的渗入屏障局部去活化（→图1.23）。

这一概念最终成了切实可行的方法，逐渐从众多潜在治疗方案中脱颖而出（→表1.3）。

然而，任何方法的实施都必须考虑要运输的分子的大小和电荷。这些分子的大小通常为130 000～150 000 D，其电荷和亲脂性或亲水性不同。因此，可能不会有一个通用的应用方法，而是需要协调各种可用的微穿孔系统、压力导入器、载体物质和化合物。一旦完成，例如，透明质酸可以在微穿孔后用作天然分子和纳米载体药物（例如脂质体、胶囊体、纳米管等）的载体，这些纳米载体药物正日益变得普遍（→图1.29）。此外，透明质酸还可以实施深层光热疗法。

除了透明质酸外，由于尺寸小和其物理化学特性，光敏剂几乎是通过微穿孔辅助引入皮肤的理想选择。因此，光动力学疗法（PDT）的概念有望得到显著发展。

表1.3　局部微孔辅助将活性物质引入皮肤的既定用途和潜在用途

适应证	潜在合适的活性物质
皮肤光老化	▪ 透明质酸、胶原蛋白刺激剂
动态纹	▪ 阿基瑞林
瘢痕和瘢痕疙瘩	▪ 类固醇 ▪ 基质金属蛋白酶 ▪ 肥大细胞稳定剂
黄褐斑	▪ 黑素体抑制剂
文身	▪ 吞噬作用抑制剂
光动力学疗法（PDT）	▪ 5-氨基酮戊酸（ALA） ▪ ALA甲酯（氨基乙酰丙酸甲酯，MAL）
银屑病	▪ 维生素D₃类似物
白癜风	▪ 类固醇 ▪ 5-磷酸二酯酶抑制剂 ▪ 局部免疫调节剂
痤疮	▪ 类视黄醇
毛发	▪ 5α-二氢睾酮（DHT）抑制剂/诱导剂
创面	▪ 生长因子 ▪ 维生素A ▪ 维生素C
细菌、真菌、利什曼病	▪ 抗生素 ▪ 杀真菌剂
环状肉芽肿	▪ 类固醇
血管	▪ 溴莫尼定

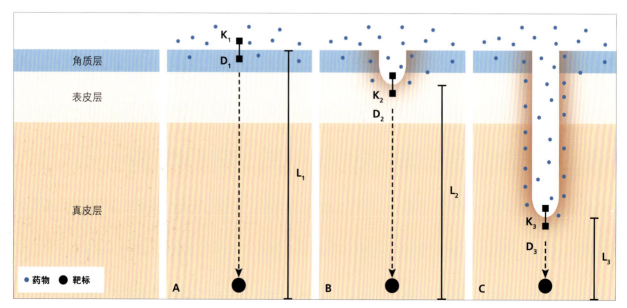

图1.23　激光微穿孔影响扩散模式的示意图

剥脱轮廓

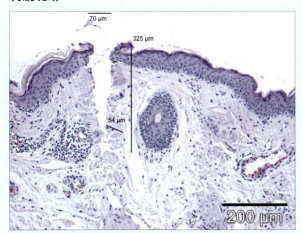

图1.24 超脉冲CO_2点阵激光（Ultrapulse Encore，Lumenis，USA）的典型剥脱轮廓——密度5%，能量10 MJ，光斑120 μm（苏木精–伊红染色，放大4倍）

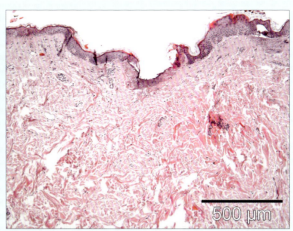

图1.25 切割式点阵CO_2激光器（EXELO₂，Alma Lasers GmbH）的剥脱轮廓——每平方厘米上200个点下，功率10 W，时间5 ms，能量50 MJ（木精–伊红染色，放大20倍）

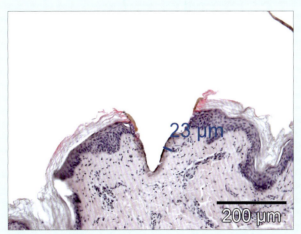

图1.26 点阵Er:YAG激光器（Burane FX，Alma Lasers GmbH）的剥脱轮廓——FX 12，消融能量180 MJ（苏木精–伊红染色，放大20倍）

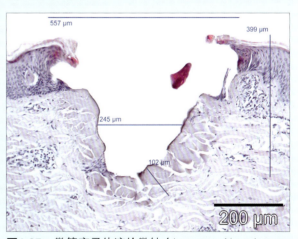

图1.27 微等离子体滚轮微针（Legato，Alma Lasers GmbH）的剥脱轮廓——萎缩性消融，功率110 W，热能最小值，打磨，1次通过（苏木精–伊红染色，放大20倍）

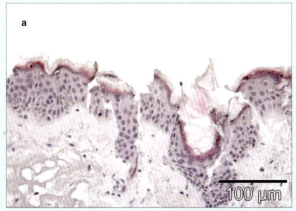

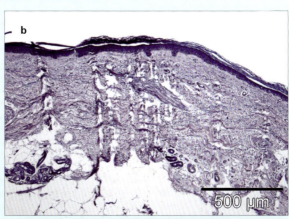

图1.28 **a、b.** 微针治疗设备的表皮剥脱轮廓（MDPen，Atlanta，USA）——1.0 mm，由于缺乏热效应，非常小的微孔区域未出现凝固现象（苏木精–伊红染色，放大40倍）

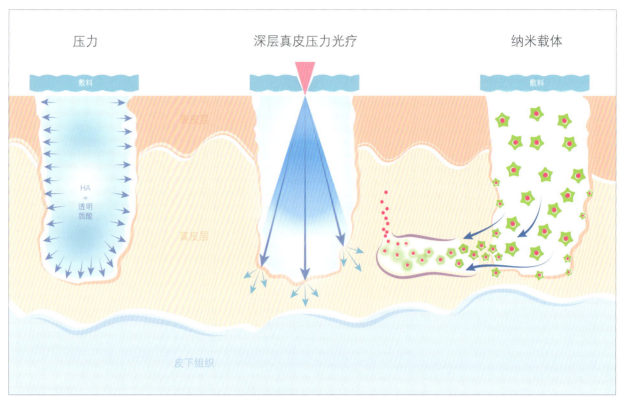

图1.29 有效的局部微孔辅助将活性物质引入皮肤的可选方法示意图

激光消融及其相关热效应的物理化学和生物学特性，光动力学疗法所需的光敏剂的特性，以及光动力学疗法中热休克蛋白的协同诱导，反过来促进了LADD的首次临床突破。激光辅助或激光强化光动力学疗法（iPDT）在许多临床试验中迅速展现出其具有更高的疗效和更长的无复发期（图1.24～图1.26）。

1.2.2 激光和微等离子体辅助PRP治疗

PRP对创面愈合的刺激作用证明，它可以在激光诱导皮肤微穿孔后使用，并且我们有理由相信二者能产生协同效应。与CO_2激光AFXL单一疗法相比，在该疗法后给予PRP的治疗区域的愈合效果更好。然而，已经描述了治疗后色素沉着过度的实例。经观察，经过AFXL、Er:YAG或CO_2激光联合治疗，然后辅助PRP治疗，瘢痕的愈合效果更好。

1.2.3 微针治疗辅助给药

微针治疗微穿孔的优势是设备成本极低。最初设计为滚轮形式，随后迅速出现了电子微针，配备一次性微针耗材头。如今，微针治疗在全球范围内得到广泛应用，用于治疗多种状况，如瘢痕、皱纹、皮肤松弛等。与激光治疗相反，微针治疗组织中绝对没有凝固现象（图1.28），这就是血液会从穿孔通道排出的原因。液体的流出可能会阻止物质的引入，这一观点促使人们产生了开发微等离子体滚轮微针的想法（图1.30），其剥脱轮廓与激光的剥脱轮廓非常相似（图1.27）。

据报道，与激光类似，联合外用制剂应用时首次获得了成功。如果效果不佳，则采用微针治疗，可以在一定程度上加强PDT。此外，它还使用了其在加速创面愈合和强化重塑的活性物质，其中包括PRP、乙醇酸、透明质酸（→图1.31）、维生素，甚至完整细胞。

确保可以有效引入活性物质的其他可能方法包括交替施加压力和负压或使用超声（声孔）（→图1.32和图1.33）。

微针引入活性物质

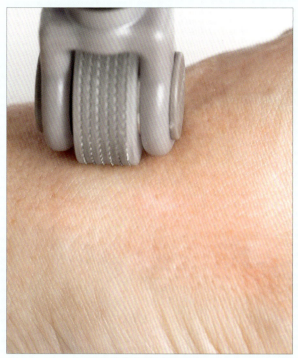

图1.30 Legato微等离子体滚轮微针（Alma Lasers GmbH）

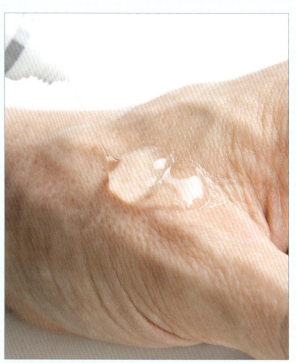

图1.31 微穿孔后应用透明质酸可以增强重塑

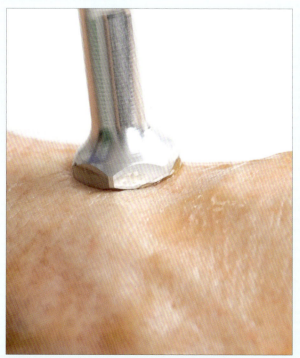

图1.32 声孔有利于微穿孔后引入活性物质

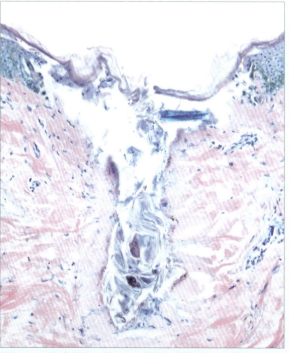

图1.33 通过声孔应用透明质酸后的微穿孔区域

2 富血小板血浆（PRP）在医学美容中的应用

PRP in Aesthetic Medicine

2 富血小板血浆（PRP）在医学美容中的应用

2.1 引言

根据Marx的定义，富血小板血浆（PRP）是自体血浆，其血小板浓度（全血）超过了基线水平。首个上颌手术临床试验可以追溯至1998年，而关于用求美者自身（自体）血液治疗创面缺损的病例历史可以追溯至20世纪60年代。截至目前（2019年），PubMed数据库中包含9000余篇关键词为"富血小板血浆（PRP）"的条目。

多年来，PRP已成功应用于皮肤科、整形外科和医学美容，以及骨科医学、运动医学、创伤外科、口腔颌面外科和牙科。

2.2 作用机制

血小板含有多种生长因子：2001年，Marx描述了PRP中发现的7种生长因子。从那时起，人们就认为超过1500种生长因子和调节蛋白与PRP的作用相关。尚未确定所有这些因子的准确分类。在针对皮肤病学的综述中，Arshdeep和Kumaran（2014）列出了生长因子及其效应，如表2.1所示。

生长因子在血小板内源性或外源性激活后释放，并具有趋化效应，同时具有直接和间接的组织再生效应。

在离心过程中，由于机械效应，部分血小板已经被激活。在内源性方面，血小板被胶原蛋白激活；在PRP注射期间，微针引起的出血也可能提供内源性凝血因子。通过添加外源物质（例如$CaCl_2$）来从外源性激活血小板似乎已经逐渐没落。

PRP能够趋化成纤维细胞、单核白细胞和间充质干细胞，并刺激其增殖。最佳血小板浓度大约是基线水平的2.5倍，因为低于或高于该浓度下观察到的成纤维细胞刺激和增殖效果较差。此外，据报道，在此范围内的血小板浓度下，皮肤成纤维细胞

表2.1 生长因子及其效应，重点关注皮肤病学

生长因子	效果
PDGF-AA、AB、BB（血小板衍生生长因子）	■ 对成纤维细胞和巨噬细胞具有趋化作用 ■ 对成纤维细胞、光滑肌细胞和内皮细胞具有促有丝分裂作用
TGF-β_1、β_2（转化生长因子）	■ 介导血管生成 ■ 对成纤维细胞、角质形成细胞和巨噬细胞具有趋化作用 ■ 对成纤维细胞和光滑肌细胞具有促有丝分裂作用 ■ 抑制内皮细胞、角质形成细胞和淋巴细胞 ■ 调节基质蛋白，包括胶原蛋白、蛋白聚糖、纤维连接蛋白和基质降解蛋白
VEGF（血管内皮生长因子）	■ 对内皮细胞具有趋化作用和促有丝分裂作用 ■ 介导血管生成
EGF（表皮生长因子）	■ 介导血管生成 ■ 促进成纤维细胞、内皮细胞和角质细胞有丝分裂
肝细胞生长因子	■ 介导再生
FGF（成纤维细胞生长因子）	■ 介导组织重构和再生
FGF-9	■ 促进新毛囊生成

内源性透明质酸和 I 型前胶原的分泌量最高。

　　在大多数应用中，PRP应尽可能少含红细胞和白细胞，因为红细胞中促炎细胞因子的分解可能会导致自由基形成，从而损害所治疗的组织。如果浓度过高，白细胞也可能因释放蛋白酶而产生不良影响。在慢性创面的治疗中，富含白细胞的PRP可以作为一种自然清创手段，可能有助于创面愈合。

2.3　临床效果

　　从临床角度来看，PRP对皮肤的质地、光泽、水润、厚度和弹性有积极作用，可以略微增加皮肤的饱满度。

　　PRP可以成功治疗细纹、鼻唇沟、鱼尾纹和眼部细纹。还有文献报道，PRP治疗对皮肤毛发区域（即雄激素性脱发和斑秃）有积极影响，可通过多次应用增强PRP的积极影响。由于这种再生疗法的效果只能在几周或几个月内逐渐显现，因此，良好

的照片记录和详细的信息发布尤其重要。这样可以确保求美者的依从性和满意度均较高。

2.4　禁忌证

　　PRP治疗禁忌用于患有皮肤肿瘤、活动性感染、肝炎、HIV感染和梅毒的求美者。与医学美容中任何其他更具侵入性的手术一样，对于易感染带状疱疹的求美者而言，最好预防性使用抗病毒药物。表2.2概述了抗血小板药物和抗凝剂的管理方法。在停用任何药物之前，应始终进行风险/获益评估。然而，在大多数情况下，不会有停药问题。在这种情况下，应告知求美者可能存在血肿增加和疗效降低的风险。

　　乙酰水杨酸（阿司匹林）可充当拮抗剂，即通过对凝血系统的抑制作用降低血小板合成，从而降低PRP治疗的功效。因此，治疗前后1周不应使用较高剂量（＞250 mg）的产品。

2

表2.2　PRP治疗期间停药和恢复抗血小板药物和抗凝药物的建议

活性物质	术前停药时间	术后恢复给药时间
阿昔单抗	48 h	2 h
乙酰水杨酸（阿司匹林）	8～9天	2 h
阿哌沙班	26～30 h	4～6 h
氯吡格雷	7天	6 h
达比加群	7天	5天
依替巴肽	4～8 h	2 h
磺达肝癸	36～42 h	6～8 h
肝素	2～4 h	1 h
非甾体抗炎药	24 h	2 h
低分子量肝素	预防性用药：10～12 h 治疗性用药：24 h	预防性用药：6～8 h 治疗用途：2～4 h
普拉格雷	7～10天	6 h
利伐沙班	22～26 h	4～5 h
替格瑞洛	5天	6 h
替罗非班	4～8 h	2 h
华法林	4～5天	2 h

2.5 副作用

PRP是自体产品，因此通常副作用并不严重。可能出现的副作用为肿胀、发红、瘀伤、悸动或紧绷感，还可能出现其他与注射相关的副作用，例如疱疹感染急性发作。

2.6 治疗失败

可能出现PRP治疗无效的情况，其尚未得到充分解释。需要考虑的可能降低PRP效果的原因包括血小板减少症、自身免疫性疾病、甲状腺功能减退症、维生素D缺乏和尼古丁滥用。

2.7 PRP在脱发中的应用

脱发在欧洲非常普遍。雄激素性脱发（欧洲男性的发生率高达80%，女性高达50%）和斑秃（发生率为1.7%）尤为显著。在女性中，这两种形式的脱发都应视为病理性脱发，而雄激素性脱发在年龄较大的男性中非常普遍，被视为正常的衰老现象。导致脱发的原因有很多，常见的原因为代谢紊乱、传染病或药物副作用。

脱发有2种既定治疗方案：第1种方案是外部应用米诺地尔，它可以缩短毛发生长周期中的静止期（休止期），促使成长期（生长期）更快到来，从而刺激新发的生长；第2种方案是口服非那雄胺，它可抑制5α-还原酶，从而抑制睾酮转化为双氢睾酮。很遗憾，这2种治疗方案需要每天进行，并且可能会出现严重副作用，特别是非那雄胺（例如阳痿），因此求美者的依从性通常较差。此外，需要注意的是，非那雄胺尚未获批用于治疗女性脱发，如果将该药物用于治疗该症状，则属于标签外用药。

PRP注射是一种100%自体替代方案，副作用和风险均较低。已发表了大量研究文献。Gupta和Carviel在2017年发表了一项荟萃分析。在荟萃分析纳入的4项研究中，将PRP直接注射到头皮上，以刺激头发生长。通过测量头发密度对治疗成功情况进行量化。总体而言，头发密度增加了约12%。将基线数据与PRP治疗后的数据进行比较时，总体标准化均差为0.51（95%置信区间：0.14，0.88；12=0%），支持使用PRP治疗；所有结果都指向同一个方向，这或许表明PRP可有效治疗雄激素性脱发。

此外，一项系统综述纳入了8项随机对照试验和16项前瞻性队列研究，最终得出结论：应用PRP是一种低风险干预措施，可以治疗雄激素性脱发，并伴随求美者满意度提高和治疗结果客观改善。

除了单独应用PRP治疗雄激素性脱发外，PRP与米诺地尔或非那雄胺联合治疗也愈发普遍。最近有出版物报道，头皮下注射PRP后，头发密度显著增加。PRP与米诺地尔联合治疗有望增强治疗效果。

研究表明，实际上，年龄和性别并不是重要因素。据报道，有趋势表明，对于雄激素性脱发不太显著（最严重的情况为诺伍德Ⅳ型）且脱发持续时间较短（2~4年或更短）的求美者，治疗效果更好，但这并不适用于所有情况。

有一点必须强调，那就是与求美者的沟通至关重要。如果患有退行性疾病，则求美者的期望要始终切合实际，停止脱发已经算是取得了成功。在很多病例中，头发密度可以在几周或几个月内增加10%~20%，但是乍一看，效果并不明显，因此建议求美者做好记录。

在治疗斑秃时，已有临床证明，与安慰剂或米诺地尔相比，PRP的效果明显较好。此外，还有1例病例报道，PRP在治疗类固醇耐药性斑秃时获得了积极的效果。

3 PRP制备系统

PRP preparation systems

3 PRP制备系统

PRP制备系统

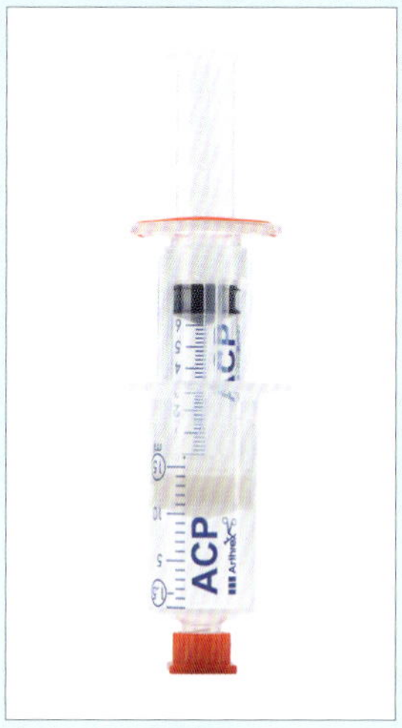

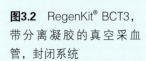

图3.1 富血小板血浆制备器Arthrex ACP® Double Syringe

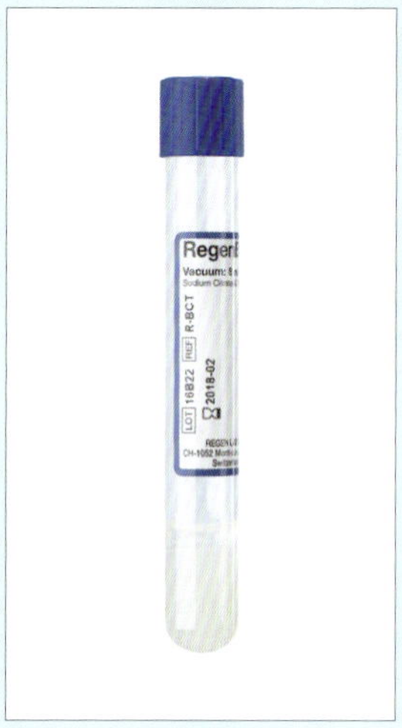

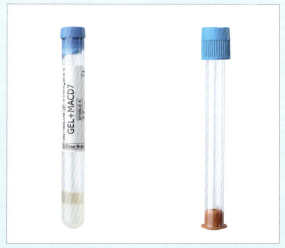

图3.2 RegenKit® BCT3，带分离凝胶的真空采血管，封闭系统

图3.3 Cellenis® PRF，带分离凝胶和过滤PRP的过滤器的真空采血管，开放系统

PRP是通过离心求美者自身的少量血液获得的。有多种系统可用于制备PRP。以下3个系统知名度最高且使用最广泛：

- 富血小板血浆制备器Arthrex ACP® Double Syringe（Arthrex Inc.）（图3.1）。
- RegenKit® BCT3（RegenLab SA）（图3.2）。
- Cellenis® PRF，也称为MyCells®或Eclipse PRP®（Estar Technologies Ltd.）（图3.3）。

3.1 理想制备系统的要求

理想制备系统应能收获足量PRP（4～6 mL），并具有符合其作用机制的血液学参数（分离红细胞和白细胞，同时血小板浓度增加2.5倍）。此外，该系统必须能够即时简单快速地制备PRP，同时保持无菌状态。封闭的无针系统可最大限度地降低污染、感染和微针刺伤的风险。

由于决定接受PRP治疗的求美者通常也会选择进行自体生物治疗，即"无化学物质"治疗，应尽可能避免使用外源性物质，如分离凝胶或抗凝剂。其中，血浆的凝固速度取决于离心过程中使用的离心力。如果温和地进行离心，则约30 min后会发生凝固。如果直接使用天然血浆或将天然血浆温和离心制备后30 min内使用，则不需要进一步使用添加剂。根据作者/自身体验，求美者感觉使用天然血浆时更为舒适。

3.2 各种制备系统的比较

市场上的PRP采集制备系统种类各异。在巴黎举行的2017年国际老龄科学硕士课程（2017 IMCAS）世界大会上，首次对欧洲上市的多个制备系统进行了现场测试。为此，从献血志愿者身上采集了适量的全静脉血。然后，将全血样本抽取至各个制备系统中。根据相关方案，在相关生产商代表在场的情况下，制备了各PRP样本。将献血者的全

表3.1　PRP采集比较中各个制备系统的特征（源自：Magalon J. Platelet Rich Plasma: Product Analysis from Characteristics to Recommendations. IMCAS World Congress 2017, Paris, Session 37）

	Regen BCT	Regen THT	Plymouth Medical	Proteal	Arthrex	Glotech
PRP体积	4 mL	4 mL	6 mL	4 mL	4 mL	1 mL
血小板（×10⁹/L）	338	355	844	761.5	923.5	
红细胞（×10⁹/L）	0.01	0.13	0.03	0.02	0.03	
白细胞（×10⁹/L）	0.8	7	4.75	0.55	1.85	离心问题，低于基线
嗜中性粒细胞（%）	8.3	44.9	7.65	1.4	13.1	
淋巴细胞（%）	84.3	48.1	82.5	95.4	80.1	
单核细胞（%）	7.4	7.1	9.85	3.2	6.7	

表3.2　使用各个制备系统获得的PRP采集比较结果（源自：Magalon J. Platelet Rich Plasma: Product Analysis from Characteristics to Recommendations. IMCAS World Congress 2017, Paris, Session 37）

	Regen BCT	Regen THT	Plymouth Medical	Proteal	Arthrex	Glotech
血小板富集因子	1.1	1.16	2.75	2.48	3.01	
白细胞富集因子	0.12	1.03	0.70	0.08	0.27	
回收率	55%	57.8%	61.1%	55.1%	80.2%	离心问题，低于基线
血小板分数	96.9%	72.15%	96.05%	97.37%	96.67%	
红细胞分数	2.87%	26.42%	3.41%	2.56%	3.14%	
白细胞分数	0.23%	1.42%	0.54%	0.07%	0.19%	

血用作基线参考，并且对各个制备系统的PRP样本进行了实验室分析。除了测量了采集到的PRP的体积外，还测量了PRP样本中的血小板、白细胞和红细胞计数等参数，然后将这些值与全血进行比较。结果表明，各个系统之间存在显著差异，特别是在血小板富集方面（→表3.1和表3.2）。

在该研究中，使用富血小板血浆制备器Arthrex ACP® Double Syringe制备的PRP的血小板浓度最高。其他知名系统，如RegenKit® BCT3制备的PRP的血小板浓度明显较低。

这促使作者对3种在德国可以购买的且符合德国医疗器械法（MPG）认证的标准系统（MPG Ⅱa类和Ⅱb类）进行测试。这3种制备系统分别是：

- 富血小板血浆制备器Arthrex ACP® Double Syringe。
- RegenKit® BCT3。
- Cellenis® PRP（也称为MyCells®或Eclipse PRP®）。

采用单一供体模型，在3名健康志愿者身上进行了PRP制备和分析。为此，在每名志愿者静脉中建立了静脉通路。

首先，使用EDTA Monovette®（Sarstedt）采集全血，确定基线值。然后，使用相应的系统采集血液，并按照各个生产商的说明进行处理。为了确保将个体血液采集的最小波动情况考虑在内，在使用各个相应的制备系统采集血液之前，均采集了基线样本。

根据生产商的使用说明进行试验设置并制备PRP

富血小板血浆制备器Arthrex ACP® Double Syringe

1. 全血采集：通过静脉通路，采集全血样本，置于EDTA管中。

2. 使用"非接触"方法，直接通过静脉通路采集15 mL全血，置于外部注射器中。

3. 密封注射器，将其朝下插入离心机。

4. 水平离心：4 min，加上离心机在不使用制动器的情况下停止转动的时间（根据转速和半径计算得出的离心力为350g）。

5. 吸取PRP：使用富血小板血浆制备器Arthrex ACP® Double Syringe吸取PRP，弃去最后1 mL PRP（相当于注射器刻度上的一条刻度线），确保不含红细胞和血浆界面层中存在的白细胞。

6. 直接将采集的PRP移置于EDTA管中。

7. 将2份样本（EDTA管中的全血基线样本和EDTA管中的PRP样本）发送至根据DIN EN ISO 15189:2014获得认证的实验室，以便对上述参数进行试验。使用2个通道进行血小板计数：手动验证了自动计数的结果。

Cellenis® PRP（也称为MyCells®或Eclipse PRP®）

1. 全血采集：通过静脉通路，采集全血样本，置于EDTA管中。

RegenKit® BCT3

1. 全血采集：通过静脉通路，采集全血样本，置EDTA管中。

2. 将PRP管连接至Vacutainer®血液采集系统（Becton、Dickinson和Company），该系统与静脉通路连接。几秒钟后，在负压作用下，自动向PRP管吸取血液（10 mL）。

3. 倒置PRP管5次，然后插入离心机（RegenLab RGL-PRP-C），封口朝上。

4. 45°角离心：5 min，然后制动离心机（根据转

2. 将PRP管连接至Vacutainer®血液采集制备系统（Becton、Dickinson和Company），该系统与静脉通路连接。几秒钟后，在负压作用下，自动向PRP管吸取血液（10 mL）。

3. 倒置PRP管5次，然后插入离心机（2420，K.K. Kubota），封口朝上。

4. 水平离心：10 min，然后制动离心机（根据转速和半径计算出的离心力为1500g）。

5. 移除贫血小板血浆（PPP）层：将提供的10 cm钝针连接至10 mL注射器上，取下针帽；插入钝针，直至触及血浆表面；小心地吸取表面的血浆（总体积的50%），并丢弃这部分PPP。

6. 吸取剩余PRP，但不接触分离凝胶。

7. 沿分离凝胶和管壁，轻轻泵送吸取的PRP，使血小板与凝胶分离。

8. 插入过滤器，直至轻轻触及凝胶。PRP将通过过滤器套管的内腔。

9. 插入钝针至过滤器套管，吸取PRP。

10. 直接移取采集的PRP，置于EDTA管中。

11. 将2份样本（EDTA管中的全血基线样本和EDTA管中的PRP样本）发送至根据DIN EN ISO 15189:2014获得认证的实验室，以便对上述参数进行试验。使用2个通道进行血小板计数：手动验证了自动计数的结果。

速和半径计算出的离心力为1500g）。

5. 倒置PRP管25次。

6. 使用Vacutainer®血液采集制备系统时，无须用针头吸取PRP。

7. 直接移取采集的PRP，置于EDTA管中。

8. 将2份样本（EDTA管中的全血基线样本和EDTA管中的PRP样本）发送至根据DIN EN ISO 15189:2014获得认证的实验室，以便对上述参数进行试验。使用2个通道进行血小板计数：手动验证了自动计数的结果。

表3.3~表3.5显示了在3名个体受试者中使用不同系统获得的研究参数的比较结果，而表3.6总结了供试PRP采集制备系统的特性。

表3.3 受试者1（37岁，男性，健康）PRP采集结果

检测参数	Arthrex ACP® Double Syringe（Arthrex 个性化细胞疗法）		RegenKit® BCT3		Cellenis® PRP（MyCells®、Eclipse PRP®）	
	基线	PRP	基线	PRP	基线	PRP
血小板（nL）	226	532	225	145	222	340
PRP浓度	x	**2.35**	x	**0.64**	x	**1.53**
PRP体积		**3.0 mL**		**4.2 mL**		**3.0 mL**
白细胞（nL）	6,8	0.0	6.5	0.2	6.7	1.0
白细胞浓度	x	0.0	x	0.03	x	0.15
红细胞（百万/μL）	4.9	0.0	4.9	0.0	4.9	0.0
红细胞浓度	x	0.0	x	0.0	x	0.0

表3.4 受试者2（34岁，女性，健康）PRP采集结果

检测参数	Arthrex ACP® Double Syringe（Arthrex 个性化细胞疗法）		RegenKit® BCT3		Cellenis® PRP（MyCells®、Eclipse PRP®）	
	基线	PRP	基线	PRP	基线	PRP
血小板（nL）	286	623	290	191	288	424
PRP浓度	x	**2.18**	x	**0.66**	x	**1.47**
PRP体积		**5.1 mL**		**5.0 mL**		**2.5 mL**
白细胞（nL）	7.4	0.0	7.1	0.2	7.3	0.5
白细胞浓度	x	0.0	x	0.03	x	0.07
红细胞（百万/μL）	4.0	0.0	3.9	0.0	3.9	0.0
红细胞浓度	x	0.0	x	0.0	x	0.0

表3.5 受试者3（43岁，男性，健康）PRP采集结果

检测参数	Arthrex ACP® Double Syringe（Arthrex 个性化细胞疗法）		RegenKit® BCT3		Cellenis® PRP（MyCells®、Eclipse PRP®）	
	基线	PRP	基线	PRP	基线	PRP
血小板（nL）	219	465	211	153	211	202
PRP浓度	x	**2.12**	x	**0.73**	x	**0.96**
PRP体积		**4.5 mL**		**4.0 mL**		**3.5 mL**
白细胞（nL）	5.8	0.0	7.1	0.4	5.5	0.6
白细胞浓度	x	0.0	x	0.06	x	0.11
红细胞（百万/μL）	5.0	0.0	3.9	0.0	4.8	0.0
红细胞浓度	x	0.0	x	0.0	x	0.0

3

表3.6 供试PRP采集制备系统的特性总结

PRP系统	Arthrex ACP® Double Syringe（Arthrex个性化细胞疗法）	RegenKit® BCT3	Cellenis® PRP（MyCells®、Eclipse PRP®）
生产商	锐适公司	Regen Lab SA	怡士连科技有限公司
血小板浓度	×2.22	×0.68	×1.32
白细胞浓度	×0.00	×0.04	×0.11
红细胞浓度	×0.00	×0.00	×0.00
抗凝剂	否	是	是
分离凝胶	否	是	是
封闭系统	是	是	否
制备时无须针头	是	是	否
制备时间（从采血开始）	8 min	8 min	15 min
离心时间	4 min + 离心机停止所需时间	5 min+离心机制动所需时间	10 min+离心机制动所需时间
离心力（根据转速和半径计算得出）	350g	1500g	1500g

3.3 结论

3.3.1 血小板浓度

在所有供试制备系统中，富血小板血浆制备器Arthrex ACP® Double Syringe系统制备的血小板浓度最高，是基线值的2.22倍。Cellenis® PRP的血小板浓度处于中间，是基线值的1.32倍。RegenKit® BCT3的血小板浓度最低，是基线值的0.68倍，根据Marx（2001）的定义，这已不能称为PRP。这些结果与在巴黎举行的2017 IMCAS世界大会现场会议发现的结果一致，并且也在一份独立出版物（该文献比较了使用富血小板血浆制备器Arthrex ACP® Double Syringe系统和RegenKit® BCT3系统在16名受试者中制备的PRP特性）中得到了证实。

3.3.2 白细胞和红细胞分离

所有制备系统均能非常有效地将白细胞和红细胞与PRP分离。使用富血小板血浆制备器Arthrex ACP® Double Syringe和RegenKit® BCT3时，血小板浓度波动较小。使用Cellenis® PRP时，2份样本的血小板浓度波动也非常小，但尽管按照生产商的说明进行操作，其中一份样本的血小板浓度也要低得多。

3.3.3 PRP回收率

使用富血小板血浆制备器Arthrex ACP® Double Syringe时，PRP的平均体积为4.2 mL；使用Cellenis® PRP时，PRP的平均体积为3.0 mL；使用RegenKit® BCT3时，PRP的平均体积为4.4 mL。

3.3.4 制备时间

所有制备系统均允许即时制备PRP。其中，使用富血小板血浆制备器Arthrex ACP® Double Syringe和RegenKit® BCT3时，制备速度非常快，只需8 min；而使用Cellenis® PRP时，制备时间几乎是前者的2倍。

3.3.5 封闭系统与开放系统

富血小板血浆制备器Arthrex ACP® Double Syringe和RegenKit® BCT3是封闭系统。在Cellenis® PRP中，制备时，需打开试管，存在污染风险。此外，还需用针抽吸PRP，可能会产生针刺伤风险。

3.3.6 有/无分离凝胶

富血小板血浆制备器Arthrex ACP® Double Syringe无须任何合成分离凝胶即可完成制备工作。在Cellenis® PRF中，在吸取之前，将过滤器推入管中，从而排除因分离凝胶松动而污染PRP的可能性；然而，当管打开时，该系统中的PRP细菌污染风险会增加。RegenKit® BCT3没有分离过滤器。在一份样本的PRP中，可以看到小颗粒分离凝胶（→图3.4）。

3.3.7 用户友好性/整体手术时间

在用户友好性方面，制备PRP时，Cellenis® PRF更加耗时、操作更加复杂，需要的人手更多；相比之下，富血小板血浆制备器Arthrex ACP® Double Syringe和RegenKit® BCT3在这方面的优势非常明显。

在权衡了所有上述标准后，作者选择使用富血小板血浆制备器Arthrex ACP® Double Syringe系统。

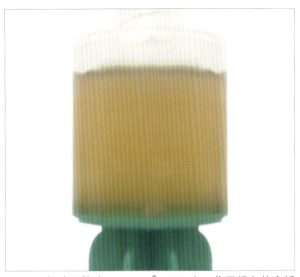

图3.4 凝胶颗粒（RegenKit® BCT3）：位于绿色柱塞板中间的浅色小颗粒

3

4 应用方法

Application methods

4 应用方法

有多种选择可以将PRP注入皮肤，下文对这些选择进行了详细描述。

4.1 微针

术语"微针治疗"指的是对皮肤的表皮层和真皮层进行有针对性的穿孔。刺入深度因临床适应证而异。刺入深度越深，侵入性作用越强，恢复期也就越长。微针治疗造成的微小皮肤损伤会诱导创面愈合过程，这与刺激 I 型胶原蛋白合成相关。微针通过皮肤的屏障层创建了许多微通道，有针对性地破坏了最上层的屏障功能。这种受控的屏障破坏可以使物质渗入真皮层。因此，靶向微针可以联合

PRP治疗，效果非常好，成功率非常高。PRP又含有多种生长激素，可促进创面愈合并刺激胶原蛋白形成。在这个意义上，两种疗法联合应用时，通过微针产生的微通道注入PRP会产生相加作用。

原则上，PRP和微针联合治疗的适应证为通过嫩肤和真皮重塑来改善面部、颈阔肌和身体上的所有美容和/或病理性皮肤变化。

综上所述，经科学分析结果证实，微针治疗可产生以下效果（→图4.1）：

- 诱导创伤后创面愈合级联反应。
- TGF-β_3信号级联刺激和 I 型胶原蛋白合成（无瘢痕愈合）高于平均水平。
- 形成新的、正常的弹性蛋白-胶原蛋白框架（重

4

微针的生理作用

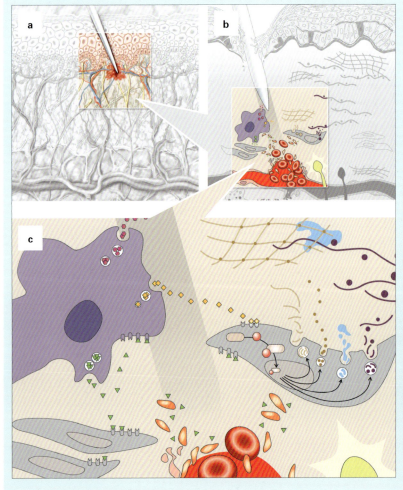

图4.1 皮肤横截面（a）、细胞水平（b）和分子水平（c）通过微针治疗效果的示意图。微针治疗会产生皮内出血，激活创伤后创面愈合级联反应，特别是TGF-β_3信号转导途径。这促进了生长因子（例如EGF、VEGF、PDGF）分泌增加，促使成纤维细胞合成新的细胞外基质蛋白（例如 I 型胶原蛋白），从而实现嫩肤。微针治疗会形成特别紧密的胶原蛋白基质，其中所含的 I 型胶原蛋白高于平均水平

塑）。

- 增厚表皮。
- 促进生长因子产生和嫩肤。

4.2 设备

有多种类型的设备可以用于微针治疗。滚轮微针设备适合治疗较大区域。印章微针或电动微针笔可以治疗较小区域。

4.2.1 滚轮微针

滚轮微针是经典的设备（→图4.2）。滚轮可分为次抛（一次性）形式或可灭菌形式，后者可以多次使用。许多参数适用于这些设备：

- 微针数（滚轮微针表面的针数）：单位面积上的微针数越多，穿孔密度越大。
- 滚轮微针直径：相同速度下，直径越小，单位时间穿孔数越多。
- 微针长：微针越长，刺入深度越深，效果越好。

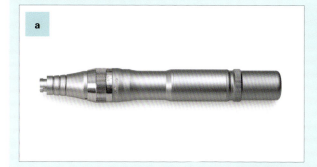

图4.2 滚轮微针；微针长度固定，为1 mm（Environ® Medical Needling Roll-Cit™; Dr. Wolff Medico-smetics）

4.2.2 电动微针笔

这些电动微针笔是机械动力设备（→图4.3）。它们具有可更换的微针头，直径为1.0～1.5 cm，数量各不相同。可以直接在电动微针笔上调整微针刺入深度。根据所使用的设备，穿孔速率范围为15 000/min～17 000/min。电动微针笔的优势是：穿孔速率高，痛感非常轻。此外，因为有不同的穿孔深度设置选项，可以一次性治疗多个美容区域。

4

电动微针笔和微针针头

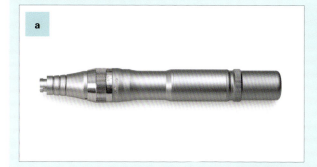

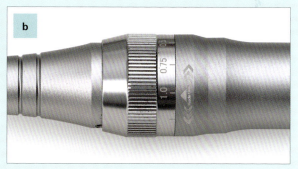

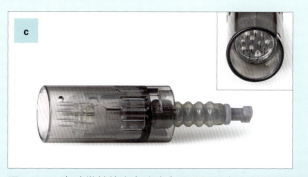

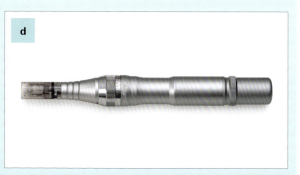

图4.3 **a.** 电动微针笔由电池或电源装置供电；**b.** 此处显示的刻度可以在0～2.5 mm之间无缝设置微针穿孔深度；**c.** 可更换的微针头，该设备有12根微针（这里使用了这些附件）；**d.** 微针头已安装到电动微针笔上

具有较小面积的印章微针可以更有选择性、更准确地治疗皮肤区域。

4.2.3 水光针

一种结合微针和PRP注射的注射器（→图4.4）作为原型提供。使用水光注射针头将PRP直接注入指定的真皮深层。可以选择性、重复性渗入所有治疗区域。总体而言，该电子注射系统由电子注射器、水光针头两部分组成。注射前设置好参数（负压、速度、变数、注射深度和量等），然后将注射水光针头垂直放置在皮肤上，会产生预设的负压，将皮肤吸起，并将PRP精准定量推注到预定深度上。这种精确控制的应用方法的优势是，不仅可以选择性治疗各个区域，最重要的是，可以重复治疗各个区域。因此，作者认为，这种皮内应用方法可以成为浸润注射治疗的"金标准"。损伤非常小，几乎不需要任何恢复期。通过穿孔通道加用PRP可以增强效果。

4.3 刺入深度

在门诊环境中，刺入深度范围为0.5～2.0 mm（最大值）（→图4.5）。在这个深度范围内，针头可以到达基底膜层，在真皮乳头层中引起的点状出血最少。这足以激活TGF-β_3信号级联，具有促进胶原蛋白合成和嫩肤作用。

选择的穿透深度取决于以下因素：

- 部位。
- 个体皮肤状况。
- 预期效果。

这里展示和记录的部位主要是面部、颈部和手部。

真皮和表皮的厚度差异非常大，即使面部也是如此（→图4.6）。此外，还存在年龄相关的变化。老年人的皮肤通常更脆弱，也更薄，因此0.5～0.8 mm的刺入深度足矣。

AQUAPEN2注射器

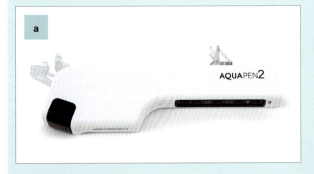
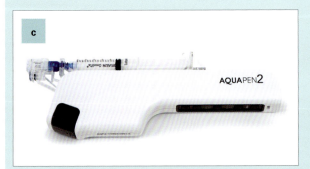
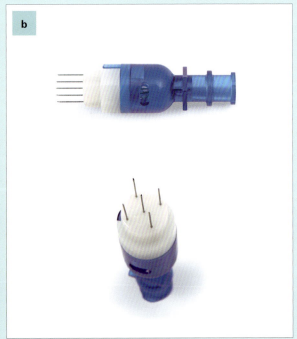

图4.4 AQUAPEN2电子注射器。**a.** 带针筒的电子注射器装置；**b.** 具有5个细针头的多针头附件，这些针头可以同时注射活性物质；**c.** 可以使用不同的垫片来实现所需的皮肤刺入深度

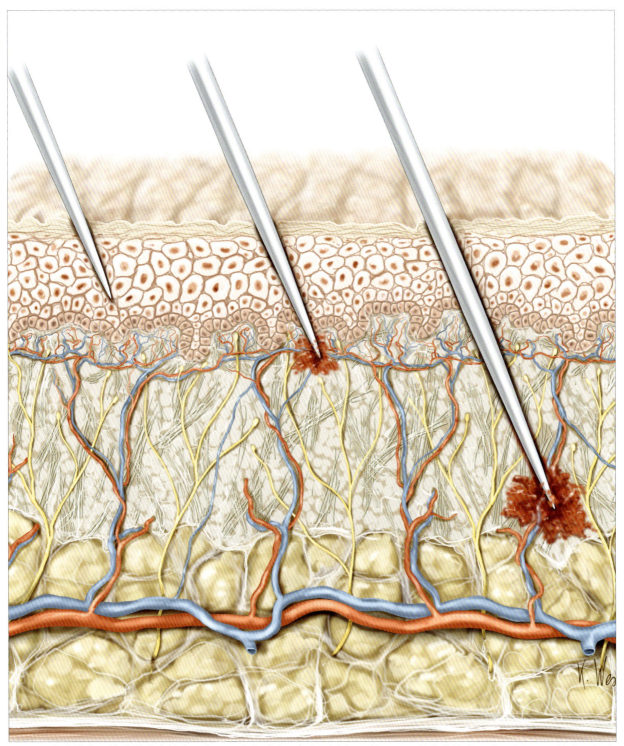

图4.5　皮肤横截面的微针治疗技术示意图。在实践中，根据适应证，使用不同长度的针头。除了主要用于输送局部应用的活性物质的纯表皮美容微针治疗技术之外，还有两种不同的微针方法可以用来诱导胶原蛋白

- 医学微针治疗，使用1 mm（最多2 mm）针头，延伸至基底层正下方，引起真皮乳头层少量出血。

- 手术微针治疗，使用3 mm针头，从真皮网状层到达皮下组织，引起皮内大量出血。

4

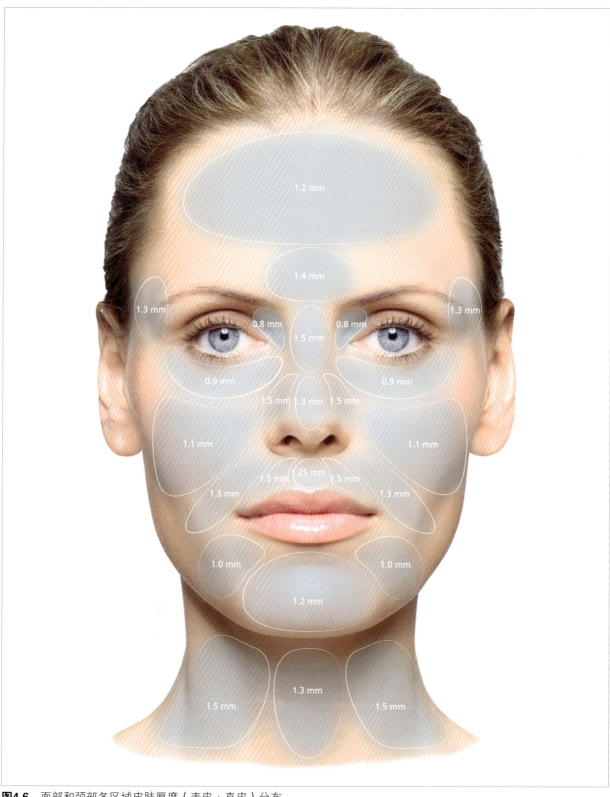

图4.6　面部和颈部各区域皮肤厚度（表皮 + 真皮）分布

<table>
<tr><td>注</td></tr>
<tr><td>在治疗面部时，如果使用固定的、预设的刺入深度，则不可能轻柔、有选择性、高效地进行治疗。</td></tr>
</table>

滚轮微针上针的长度是固定的，所以不适合进行全脸治疗。需要具有不同长度的多个滚轮微针对每个区域进行特异性治疗。电动微针笔在这方面更有优势，可以在微针治疗过程中改变刺入皮肤的深度。但其缺点是整个治疗耗时更长。

4.4 联合治疗方案

原则上，PRP可以与其他成分联合使用，包括自体成分（求美者自体脂肪）和非自体成分（透明质酸）。然而，自体脂肪和PRP联合治疗不能应用于前文描述的微针治疗方法。

4.4.1 PRP与透明质酸联合治疗

PRP可以与透明质酸（HA）混合，至少在原则上是可以的；但是，目前支持性证据尚且不足。在进行文献检索的过程中，发现PubMed内有一项PRP与透明质酸联合微针治疗的研究以及一项PRP与透明质酸混合的研究。这两项研究均描述该疗法有效，并且没有严重的副作用。第一项研究存在以下局限性：缺乏对照组以及难以确定HA、PRP和微针治疗各自的作用。第二项研究也缺乏对照组。这些研究表明该混合物是安全的。然而，两项研究都没有证据表明，与单独使用PRP或联合使用PRP加微针治疗相比，PRP中加入透明质酸具有任何优势。

4.4.2 PRP和脂肪填充

德国整形重建和美容外科医生协会（DGP-RAC）现行指南"自体脂肪移植"包含以下内容："可以考虑加用富血小板血浆（PRP）。"有关加用PRP影响的文献分析非常棘手，因为使用的方法多种多样，很难或不可能对各个文献进行比较。

最近发表的一项关于面部脂肪填充的双盲、安慰剂对照、随机研究的结果表明，加用PRP可显著减少停工时间，但与其他常规脂肪填充方法相比，该方法未能显著改善皮肤弹性、脂肪存活率或求美者满意度。在上述研究中，对于其作用较小，一种原因可能是使用的PRP浓度过高。相比之下，一项使用脂肪填充和PRP进行乳房重建的研究也表明，与对照组（39%）相比，PRP组（69%）在脂肪存活率方面有相当大的改善。在PRP组中，离心脂肪与PRP以2：1的比例混合。文献表明，PRP与脂肪填充联合治疗具有一定的潜力。然而，目前仍然需要以批判的眼光来看待，特别是医师在设计具体的治疗方案时只根据文献而未有丰富的临床经验。

4

5 求美者管理

Patient management

5 求美者管理

做美容手术前，需要求美者对治疗项目知情同意并签字方能提供治疗。由于这些手术通常涉及自愿原则，因此在进行治疗之前，需要与求美者进行一次特别详细和透明的术前谈话，并签署知情同意书。

5.1 咨询

在咨询时，耐心和真诚是取得求美者信任、建立合作和获得良好治疗效果的基础。

初步讨论应由医生主导，并应包括以下几个方面：

- 评估求美者意愿。
- 探索可行性方案，并尽可能客观分析求美者过高的期望。
- 询问病史并排除禁忌证。
- 详细解释手术。
- 描述风险和并发症。
- 描述后续治疗过程及其成功率。
- 如适用，告知有关可能的替代或辅助治疗形式的信息。
- 如适用，告知求美者将该手术用作标签外治疗。
- 就治疗费用达成协议，并发放知情同意书。

5.2 检查

进行检查或记录求美者的治疗前状态是治疗获得成功的基础。最重要的是，评估求美者的具体需求后，才能制订更准确且个性化的治疗方案。如前所述，文档在这方面发挥着重要作用。基础检查结果和所采取的措施均以书面形式记录下来。随访记录采用数码照片的形式，应尽可能在标准化条件下拍摄（→第6.1.4节）。

医生在规划时应留有充足的时间，特别是在求美者首次接受治疗时。医生还需谨记，仔细记录治疗前状态对于制订周密的治疗计划至关重要，并

且为所花费的时间提供了依据。应按顺序实施以下步骤：

（1）询问病史。
（2）一般皮肤科检查。
（3）检查面部表情区域。
（4）客观评估。
（5）记录。

应按规定的顺序实施这些步骤，尤其是在首次咨询时。除了该顺序纯粹的组织优势之外，还能让求美者相信医生会根据他们的需求制订最佳治疗方案。有了信任和相互理解，又能奠定牢固的医患关系。

5.2.1 询问病史

询问病史并不局限于皮肤病学和医学美容领域，不过，这些领域是典型病史采集中需要关注的重点领域，需要问明是否进行过任何美容治疗的项目以及求美者对这些项目满意度的评价。

询问的具体范围包括既往接受的面部外科手术，例如眼睑成形术或拉皮手术。由于拉皮手术会改变解剖结构，因此，在进行拉皮手术时，需要特别小心。病史还应记录求美者做过哪些手术及手术时间。在病史采集程序中，不进行诊断，而是具体说明和评估求美者的期望。因此，应在病史采集中客观评估求美者的任何不切实际的期望，如果遇到极端情况，需要建议求美者不要接受治疗。

应通过提问具体问题探讨以下几个方面：

- 是否使用抗凝药物，尤其是乙酰水杨酸（阿司匹林）（→第2.4节）。
- 是否存在凝血功能障碍或有出血倾向，例如频繁鼻出血。
- 是否使用皮质类固醇、免疫抑制剂、秋水仙碱、青霉胺（创面愈合问题的指标）。
- 是否出现易发炎、皮肤愈合延迟、瘢痕疙瘩形成、色素沉着过度或色素沉着不足。
- 是否有在微针治疗手术、化学剥脱术、激光消融

术和皮肤磨削术中出现疱疹和/或寻常痤疮病史。

- 是否存在色素沉着异常和瘢痕疙瘩形成，尤其是深色皮肤的个体。
- 吸烟状况可能是皮肤愈合延迟指标。
- 是否存在创面愈合问题（维生素C、维生素A和锌缺乏的指标）。
- 是否存在慢性疾病（例如糖尿病、血管疾病、肾脏或肝脏疾病）以及自身免疫类疾病和恶性肿瘤，这些都是皮肤愈合延迟指标。
- 是否存在先天性疾病（慢性及其他）。
- 是否使用二苯乙内酰脲、维生素A和维生素C以及锌（创面愈合和肥厚组织形成的指标）。
- 是否存在不耐受和过敏反应，例如对动物蛋白、局部麻醉剂、消毒剂、抗生素过敏。注意：阴性病史并不能排除过敏反应！
- 是否禁忌使用局部麻醉剂、神经阻滞剂、镇静药物或常用注射剂（易出血）。
- 排除在需要降温（保护皮肤或麻醉）的治疗手术中进行了冷冻消融术的情况。
- 为了保护医师自身安全，应询问求美者是否患有任何传染病，因为注射、皮肤磨削术和激光消融术可能导致传染性颗粒进入空气或通过意外针刺损伤传播。
- 准确记录既往接受的所有面部和其他部位的矫正美容手术。

另一个需要系统评估的复杂因素是求美者的生活方式和环境。应询问求美者的工作性质、饮食习惯、食品补充剂的使用情况、护肤品的使用情况以及日光浴床的使用情况或阳光照射情况。

5.2.2 一般皮肤科检查

一般皮肤科检查涉及记录求美者的皮肤质量和一般健康状况，这些对于计划治疗及其可预见的结果均至关重要。最初，这些检查包括评估皮肤的颜色和外观、毛孔大小、水油平衡的状况和皮损以及皮肤表面结构的均匀性。然后，通过触诊评估其他3个品质，即温度、表面光洁度和饱满度。饱满度是组织液体依赖性拉伸状态的指标。

■ 检查

我们应该区分直接检查和间接检查。在间接检查时，观察求美者的自然行为，注意其讲话、大笑和静息时的面部表情。直接检查包括有针对性地观察个人行为，如皱眉、眯眼、皱鼻子等。在这种情况下，还应特别注意面部两边的不对称情况，例如眉毛的位置。从正面和侧面进行检查（→图5.1和图5.2）。

还应检查与求美者美容治疗相关的其他皮肤区域（例如肩部、手臂、手背）是否具有衰老特征。

在评估适当的治疗方法及其结局的持久性时，以下因素非常重要：

- 评估光化性皮肤损伤的Glogau分类（→表5.1）。
- 评估色素沉着的Fitzpatrick皮肤分类（→表5.2）。
- 标志整体皮肤活动的皮脂腺活动。
- 皱纹的性质和类型。
- 皮肤变化，如痣、色素沉着和毛细血管扩张。

■ Glogau分类

Glogau分类用于评估光化性皮肤损伤。虽然质变非常容易评估，但年龄组分类需要根据遗传和地理背景进行调整。

■ 色素沉着

色素较少的皮肤也不易受较深（＞2mm）针刺治疗后可能出现的炎症后色素沉着的过度影响。因此，在这方面，皮肤色素沉着的评估对于计划干预具有重要意义。

■ 肤色

通常，白种人的皮肤呈玫瑰色。肤色改变可能预示着某些潜在疾病：

- 皮肤发红可能是局部炎症、酗酒或局部/全身皮肤疾病的体征。
- 皮肤变蓝可能是血液中血红蛋白或氧水平降低所致，可见于肺部疾病（例如哮喘）和其他疾病。

5

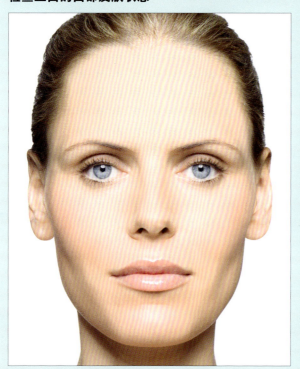

图5.1 正视图的观察标准
- 评估肤色
- 评估求美者讲话、大笑时面部表情的自然状态
- 评估静息时的皱纹状态
- 评估刺激下的皱纹状态
- 评估皮肤类型和色素沉着
- 评估痣、角化病和毛细血管扩张情况
- 面部对称
- 嘴唇的丰满度

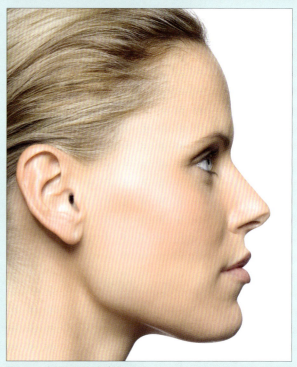

图5.2 侧视图的观察标准
- 评估个人资料
- 评估静息时的皱纹状态
- 评估刺激下的皱纹状态
- 评估皮肤类型和色素沉着
- 评估痣、角化病和毛细血管扩张情况
- 评估颏部的形状
- 颏部突出或后缩
- 颏部和颈部之间的角度（双颏）
- 嘴唇的丰满度

表5.1 评估光化性皮肤损伤的Glogau分类

分类	年龄（岁）	特征
轻度	28～35	▪ 皱纹非常少 ▪ 无其他表皮变化
中度	35～50	▪ 早期皱纹 ▪ 早期色素沉着和光化性角化病
重度	50～60	▪ 出现永久性皱纹 ▪ 色素沉着明显 ▪ 毛细血管扩张症和光化性角化病
严重	65～70	▪ 面部在运动和非运动状态下均存在永久性皱纹 ▪ 色素沉着异常转变为良性和恶性形式 ▪ 检测光化性角化病是否转变为浸润性生长

- 皮肤变黄可能是肝脏疾病或某些食品补充剂（例如类胡萝卜素）所致。
- 妊娠期间以及患肝脏疾病时，黄褐斑的数量可能会增加。

■ 皮肤水油平衡状况

皮肤水油平衡状况受各种因素影响，例如使用的护肤品类型、情绪状态或激素平衡。

- 在大多数情况下，皮肤干燥可能是护肤过度密集所致。然而，皮肤干燥，尤其是面部皮肤变厚变糙，也可能是甲状腺功能减退症的体征。

- 自主反应，例如焦虑或紧张时发生的反应，可能会导致皮肤水分增加。
- 痤疮通常出现于油性皮肤，特别是在荷尔蒙变化时期（青春期、绝经期、使用激素产品治疗）。

在确定是否需要治疗时，还应考虑痤疮或瘢痕的倾向，以便对这些情况产生积极影响。

■ 皮损

皮损十分常见，它们可能是炎症性皮肤疾病的体征，可能代表在受累区域进行注射治疗的禁忌证（→图5.3）。

皮损

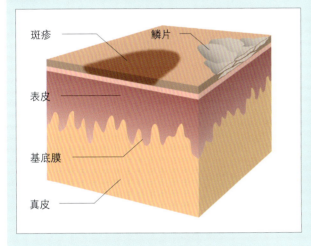

斑疹　鳞片
表皮
基底膜
真皮

- **斑疹**——边界区域皮肤变色，<5 mm，未伴随隆起、硬化或脱屑。如果皮损超过5 mm，则称为斑块。
- **鳞屑**——由脱离角质层的扁平角膜细胞组成。

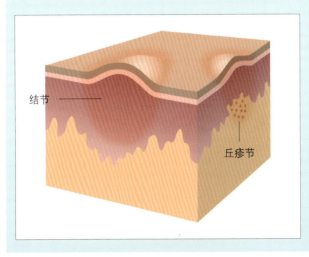

结节
丘疹节

- **丘疹**——<5 mm的局限性皮肤隆起性皮损。如果皮损超过5 mm，则称为结节。

图5.3　皮损分类

皮损（续）

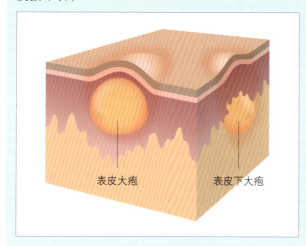

- **大疱（水疱）**——内含液体的腔隙性皮损。如果皮损<5 mm，则称为水疱或小水疱。

表皮大疱　　表皮下大疱

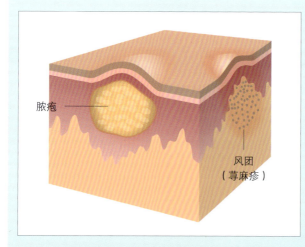

- **脓疱**——含脓液的腔隙。
- **风团（荨麻疹）**——真皮水肿引起的暂时性斑块，通常呈粉色且无比瘙痒。

脓疱

风团
（荨麻疹）

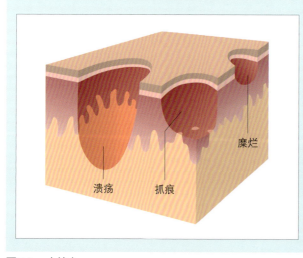

- **糜烂**——深达基底膜的上皮细胞缺损（例如擦伤所致的缺损），愈合后不会留有瘢痕。
- **抓痕**——抓伤引起的皮肤表面变化，深达乳头层（真皮乳头层）的组织缺损。
- **溃疡**——深达真皮或皮下组织的组织缺损，愈合后留有瘢痕。

溃疡　　抓痕　　糜烂

图5.3　（续）

表5.2　根据Fitzpatrick皮肤分类评估皮肤色素沉着和对日光的敏感性

皮肤类型	外观	常见地区	皮肤发红/晒伤的可能性	晒黑
I		爱尔兰	高	从不
II		北欧	高	很少
IIIa		南欧	较低	经常
IIIb		东亚	较低	经常

■ 触诊

触诊是评估的另一个组成部分。皮肤触诊包括评估以下特征：

- 温度。
- 表面光滑度。
- 饱满度。

局部温度升高表明存在炎症。如果存在炎症，则不应试图进行治疗。面部可触及的骨突出部分（→图5.4），例如眶上缘和外侧缘、颧骨、下颌骨和下颏尖，为计划的注射提供了解剖学指导。

饱满度是组织液体依赖性拉伸状态的指标。为

表5.2 （续）

皮肤类型	外观	常见地区	皮肤发红/晒伤的可能性	晒黑
Ⅳ		南美洲	较小	总是
Ⅴ		除东亚以外的亚洲	无	总是
Ⅵ		非洲	无	总是

了评估饱满度，用拇指和食指捏住皮肤褶皱。释放皮肤褶皱时，皮肤通常会立即回弹。如果液体含量减少，皮肤褶皱会保留在原位或仅稍稍延迟后消失（→图5.5）。

■ 评估皱纹

在评估皱纹时，第1步是检查皮肤的表面纹理。触诊可以进一步提供皮肤弹性、厚度和饱满度的相关信息。评估皮肤厚度对于增强手术效果尤其重要，因为皮肤厚度可以影响某些因素，例如可注射物质的可触及性和可见性以及注射深度和注射技术。

▪ **皮肤细皱纹/褶皱**——需要区分表皮和真皮变薄导致的皮肤细皱纹和褶皱与皮下组织萎缩留下的粗皱纹。皮肤表面也可能因其他微观纹理的干扰而发生改变，例如瘢痕形成、结节、粟粒丘疹等。

▪ **日光损伤引起的皱纹**——弹性纤维退化所致，会导致皮肤线条松弛并出现褶皱，在极端情况下，还会导致某些部位下垂。

▪ **面部表情纹**——主要由肌肉活动引起的纹路和皱纹，其特点是，在表情活动较少的区域，皮肤皱纹很少或没有皱纹。

▪ **萎缩性皱纹**——皮下组织是真皮的基础，皮下组织收缩会导致皮肤"外套膜"拉伸，从而产生纹路和皱纹。

▪ **重力性细纹**——重力引起的纹路和皱纹，会显著

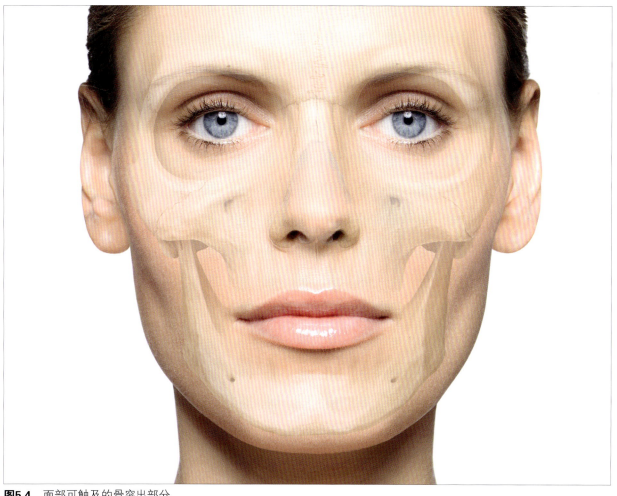

图5.4 面部可触及的骨突出部分

快速检测

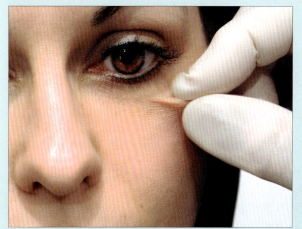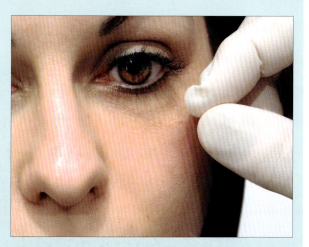

图5.5 如果组织水合良好，则拇指和食指（左图）捏住的皮肤褶皱松开（右图）后通常会迅速回弹

改变宏观纹理，即整体面部轮廓。

- **睡眠纹**——睡眠习惯引起的皱纹，由于几乎每个人都喜欢单侧侧卧睡姿，这些皱纹通常不对称，在面部非常明显。

- **瘢痕和其他问题（例如酒窝）牵拉引起的皱褶**——皱纹可能源自瘢痕或其他问题区域，因此需要进行识别。

5.3 客观评估

治疗前客观指标是治疗依据。在记录过程中，这些客观指标还可以发挥质量保证的作用，验证所进行的干预措施的有效性。换句话说，可以用它们来评估这些特征较治疗前的变化。而且，在记录过程中，可以轻而易举地将客观指标与检查结果整合在一起，表5.3显示了皱纹深度分类。

经过验证的量表用于评估典型的面部表情皱纹；量表如第10章中所示，与以下面部和身体部位相关：

A 抬头纹（静息时）。

B 外眦皱纹："鱼尾纹"（静息时）。

C 木偶纹。

D 眉间纹（静息时）。

E 鼻唇沟（静息时）。

F 唇部皱纹（静息时）。

G 唇角。

H 眶下凹陷。

I 颏部和颈部之间的角度。

J 颈部。

K 手部皮肤老化。

这些量表可以记录、评价和客观测量治疗前和治疗后效果。

表5.3 根据皱纹严重程度评定量表（WSRS）进行分类

等级	描述
0	没有皱纹
1	皱纹非常细
2	皱纹细
3	皱纹适中
4	皱纹非常深

6 档案记录

Documentation and Organization

6 档案记录

档案记录涉及收集所有求美者相关数据，例如年龄、性别病史、相关伴随疾病、用药史和既往美容整形治疗。此外，进行的所有治疗也记录在求美者文件中。数字照片记录了治疗前、治疗中和治疗后的情况。在进行任何治疗之前，需要进行全面咨询，讨论治疗相关风险和潜在优势，并且必须通过求美者签署的书面知情同意书进行记录（→参见第10.3节）。

6.1 照片记录

摄影作为一种简单客观的记录方式，在皮肤科、整形外科、医学美容等领域发挥着重要作用。本节概述了如何将这种形式的记录引入实践，以及如何以简单的方式优化摄影记录的质量。

6.1.1 背景

理想情况下，背景中不应有任何无关物体，例如书籍、植物或其他人。因为这会分散眼睛对对象的注意力。因此，如果出于记录目的进行拍摄，不应简单地让求美者位于房间中央，因为这会导致难以控制图像背景（→图6.1）。最好的方法是在实践场所内设置一个固定的记录位置，这个位置具有统一、中性的背景，例如，门、墙壁或屏风（→图6.2）。专业摄影器材经销商还可以提供背景纸，类似于卷帘窗，可以展开和卷起，例如，可以在检查床上拍摄头部、手臂、腿和脚的照片，背景中看不到任何无关的、分散注意力的物体。

理想的背景是均匀的单一中性颜色。最好避免太亮、太刺眼或太暗的颜色。标准灰色在评估皮肤变化时非常有用。背景应在整个记录期间可再现。

> **练习技巧**
>
> 单一色调（例如奶油色、浅蓝色或灰色）的同质区域是恰当的摄影主体的背景。

6.1.2 采光

每种光源都有不同的色温，对色彩再现的影响各不相同。人造光源具有特定的问题，即不同光源混合会导致颜色变化，从而使得后续的记录不够准确。光混合的情况（日光、各种荧光灯或其他人造光源，例如白炽灯泡）几乎总是存在于练习环境中，这使得再现对象的真实颜色变得更加困难，以及后期处理耗时且照片质量较差。

使用明亮的人造光源进行拍摄可以避免混合光的情况。最佳解决方案是使用专用闪光装置。如果使用人造光源，无论日光如何，而且大多数情况下，无论任何现有的环境采光如何，都可以获得较好的效果。通过1/125 s以上的更快的快门速度，可以实现适合排除环境光的曝光时间。需要注意的是，不同的相机型号具有不同的闪光同步速度，快门速度过快会导致图像局部变黑。

如果遵循基本规则，使用闪光灯采光有一些优点。闪光分为2种：直接闪光和间接闪光（→图6.3）。对于直接闪光，可调节反射器指向拍摄对象。在间接闪光中，反射器被定向到一个大的白色表面上，例如房间的天花板或墙壁。闪光灯从该表面反射，间接照亮拍摄对象。如果手动闪光设置不恰当，也会出现色彩失真（→图6.4）。确保始终根据光源调整相机的白平衡设置。如果白平衡设置不正确，则难免会导致色彩失真。还应该避免自动白平衡设置，因为相机的自动白平衡会根据拍摄对象服装中的不同颜色对图像进行调整，导致无法准确再现图像中的颜色。

6.1.3 相机

有3种相机可选：紧凑型数码相机（傻瓜相机）、数码单反相机和桥式相机（→表6.1）。

紧凑型数码相机是多功能机器。小巧轻便，易于使用，配有内置闪光装置，适合简单的记录任务。然而，通常，这些相机无法手动设置关键采光参数，例如白平衡、光圈、快门速度和ISO速度，从而限制了拍摄效果的质量。如今，高性能手机相机已在很大程度上取代了紧凑型数码相机。

标准选择是数码单反相机，其带有各种附件选项，包括镜头、闪光灯或皮肤镜附件。如果配置和参数设置正确，数码单反相机可提供最高的光学性能。

背景拥挤杂乱会分散人们对摄影主体的注意力

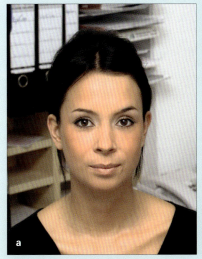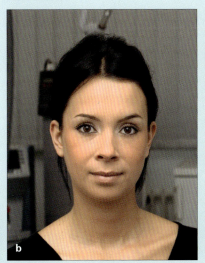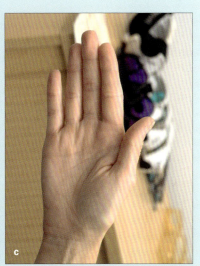

图6.1 照片中不恰当的背景：**a.** 照片中的办公场景；**b.** 背景中的仪器；**c.** 背景中的衣服

简单的改善背景的方法

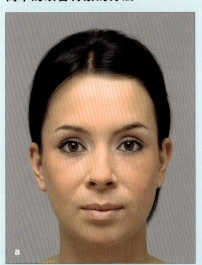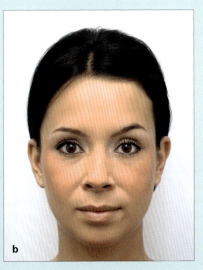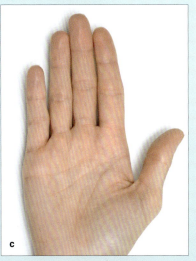

图6.2 **a.** 照片中恰当的背景：门作为背景；**b.** 屏风作为背景；**c.** 检查床作为背景

直接闪光的优点和缺点

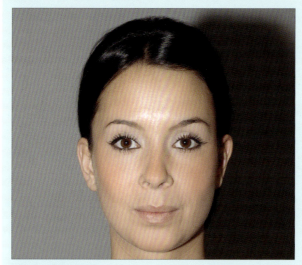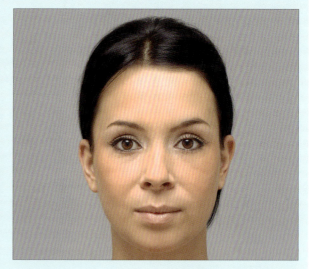

图6.3 闪光灯种类不同会改变图像的外观

直接闪光

+注重轮廓

+需要的闪光装置的功率较小

+易于控制

+适用于任何闪光装置

−光线分布不均匀

−微距拍摄困难，因为光束角度会在拍摄物体的下边缘产生阴影

−光线迅速减弱，通常会导致鼻尖、前额和脸颊部位显得更亮

间接闪光

+光线柔和

+照明均匀

+光线在整个拍摄中均匀分布

+光线不会快速减弱

−需要的闪光装置的功率较大

−需要考虑墙壁条件

−需要拍摄经验

不同光源对拍摄对象的影响

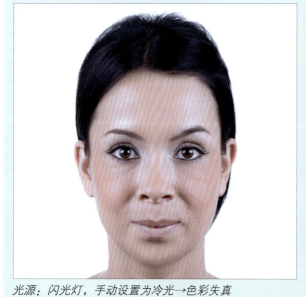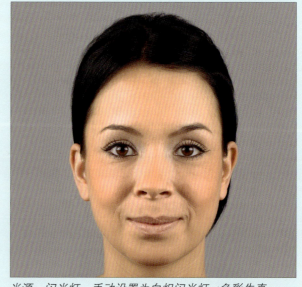

光源：闪光灯，手动设置为冷光→色彩失真　　　　*光源：闪光灯，手动设置为白炽闪光灯→色彩失真*

图6.4 闪光灯设置不恰当导致的色彩失真效果

表6.1 相机类型比较

紧凑型数码相机	数码单反相机	桥式相机
优点		
+易于使用	+多种附件	+小巧便携
+预编程图像模式	+简单手动操作	+可手动操作
+经济实惠	+光学性能高	
+小巧便携	+可更换镜头	
	+特殊附件（例如皮肤镜）	
缺点		
−附件稀缺	−不实用	−附件昂贵，可选性少
−适用的范围有限	−需要摄影基础知识	−无法更换镜头
−手动操作复杂/选项少		−需要摄影基础知识
−无法使用间接闪光		

另一种选择为桥式相机。这种相机形式紧凑，结合了数码单反相机和紧凑型数码相机的优点。

具体选择这3种相机中的哪一种，因用户的个人要求而异。一般来说，所选择的相机应适合医疗记录的专业用途。

6.1.4 拍照

下文介绍了照片记录的基本实用功能。这里展示的范例照片是使用数码单反相机拍摄的：在权衡所有利弊后，数码单反相机是皮肤科和美容学中最广泛使用的记录工具。

■ 基础知识

为了在拍摄照片时获得最佳效果，基本要求包括确保求美者以适当的姿势静止不动，并且正确操作相机。如果不使用三脚架，应将相机靠近摄影师身体，摄影师的肘部紧贴身体，尽量减少相机的移动。确保任何测量仪器和传感器没有被手指或其他物体遮挡。这些仪器和传感器用来确保自动采光和

对焦功能正常工作。应使用专用清洁剂定期清洁镜头和取景器。只能用特殊的清洁剂清洁传感器，绝不能触摸。如果传感器表面有缺陷，则相当于数码单反相机完全损坏。

在拍摄记录系列中的第1张或治疗前照片时，应非常小心和认真，因为它代表参考图像。所有后续拍摄的图像将与此参考图像进行对比。

■ 细节照片

在拍摄细节照片之前，通常最好逐渐聚焦到所需位置（→图6.5）。如果距离上次拍摄已经过去了一段时间，往往很难回想起上次拍摄的部位。在这种情况下，全景图有助于找到正确的后续拍摄位置。

■ 随访记录

记录求美者随访过程时应始终使用参考照片（→图6.6）。参考照片显示了特定的距离、角度、灯光设置和位置。在大多数情况下，这些特定标准

6

细节照片

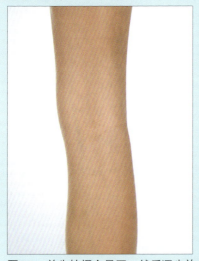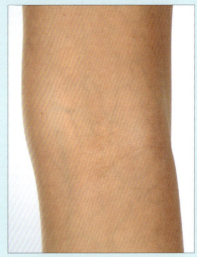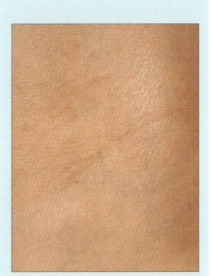

图6.5 首先拍摄全景图，然后逐步放大感兴趣的区域

随访记录：使用参考照片作为指导

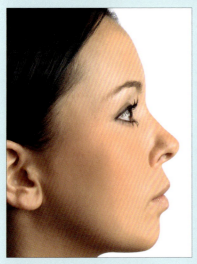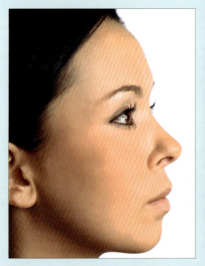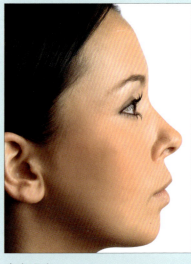

参考照片　　　　　　　*参考照片1*　　　　　　　*参考照片2*

图6.6 在整个随访记录期间选择相同的照相条件（距离、角度、光线和位置）至关重要

用于整个随访记录期间。还可以提供成本较高的完整解决方案（例如相机、三脚架、灯光）。有了这些解决方案，每次都可以在相同的条件下拍摄照片。

■ 距拍摄区的距离

需要与拍摄区保持一定的距离，否则照片可能会失真或失焦。在这种情况下，每个焦距都有其优点和缺点。例如，使用广角镜头拍摄的照片可能会产生不理想的失真效果，就像通过窥视孔观察某人一样，并不适合用于记录。最好从稍远的距离，采用较长的焦距进行拍摄（→图6.7和图6.8）。理想情况下，应使用较长焦距作为标准。换句话说，最好使用轻量级"远摄"镜头。应根据相机内置图像传感器的尺寸选择合适的镜头焦距。对于配备24 mm×36 mm的全画幅传感器，显示物体与肉眼看到的大小相近的标准焦距是约50 mm。然而，大部分数码相机使用的图像传感器较小，因

与拍摄区域保持正确的距离

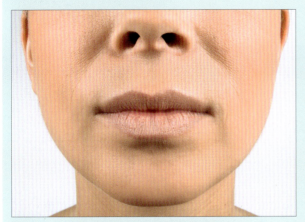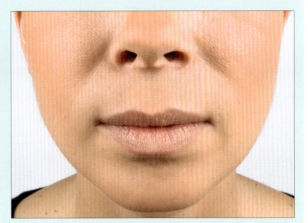

图6.7 相机距离拍摄区太近导致的失真

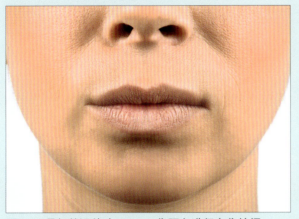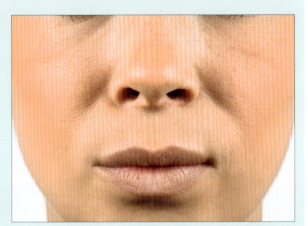

图6.8 最好从远处（100 mm焦距）进行变焦拍摄

此需要将焦距乘以裁剪系数，以确定全画幅的有效焦距。例如，非常流行的APS-C传感器的裁剪系数为1.5，50 mm镜头对应于全画幅的75 mm镜头（50 mm×1.5）。因此，全画幅传感器上的镜头是"标准"镜头，而APS-C传感器上的镜头是轻便的"长焦镜头"。

■ 相机角度

相机应始终与被拍摄对象平行，因为标准相机只能在与图像传感器或相机平行的平面上产生清晰对焦的图像。如果相机相对于成像平面倾斜或翘起，则会造成部分图像模糊（→图6.9和图6.10）。

尽可能使用小光圈（例如f/8或f/11），可以获得相对较大的景深；也就是说，被拍摄对象的清晰对焦细节附近的任何区域或物体以及更远的地方，在照片中仍然足够清晰。在大光圈（例如f/2.8或f/2）下，景深非常小，任何未对焦的区域都会显得模糊。焦距和传感器尺寸也会影响景深。这里的经验法则是：如果光圈保持不变，随着焦距和图像传感器尺寸的增加，景深会减小。

■ 采光

仅通过相机显示屏评估光线只能提供一些指导。显示屏上的图像过暗表示光线太弱，而显示屏上的图像过亮表示光线太强。显示屏的亮度可以在相机菜单中调节，因此不是可靠的采光评估方法。

正确拍摄角度

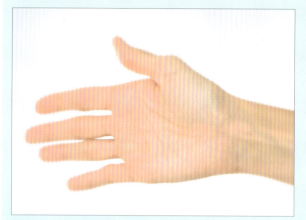

图6.9 "倾斜"相机会导致某些区域失焦

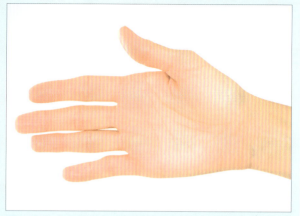

图6.10 确保相机与照片平面平行可以获得清晰对焦的照片

直方图和亮度水平

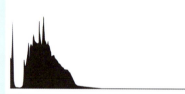

正常采光的照片

过亮照片

逆光照片

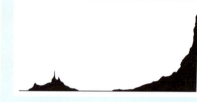

图6.11 直方图可用于确保亮度水平的分布得到可靠的控制

使用直方图可以避免采光的不确定性（→图6.11）。直方图是照片中亮度分布的图示，相较于相机自身的显示屏，直方图能更好地控制该变量。两端代表图像中的暗区（左）和亮区（右）。然而，一张平衡、采光正确的照片除了阴影和高光之外还需要中间亮度值。根据相机型号，直方图可以在拍摄之前或拍摄过程中显示，或者在拍摄后集成到播放模式中。

关于采光，必须考虑以下参数：

- 镜头光圈。
- 快门速度。
- ISO速度。
- 闪光灯装置性能（如适用）。

镜头光圈改变了单位时间内进入镜头的光量。如果使用大光圈，镜头会让大量光线投射到图像传感器，从而可以使用较快的快门速度。然而，记录时需要大景深，因此镜头光圈不应设置在8.0以下。

如果使用闪光灯，曝光时间应淡化大部分环境光，但不应超过1/50 s。如果曝光时间较长（即快门速度较慢），则相机晃动可导致模糊。

ISO速度决定了图像传感器的灵敏度，应设置在100～800的范围内。ISO速度较快会导致图像噪声。能够提供可接受结果的ISO速度很大程度上因所使用的相机和传感器尺寸而异。在ISO速度较快时，大传感器比小传感器产生的结果更好。

■ 测量

在图像中进行测量的最简单方法是使用标尺（→图6.12）。如果需要用"码尺"记录任何特征，出于卫生和实际原因，最好选用自黏式一次性标尺。标尺通常长10 cm、宽2 cm，可以轻松用圆珠笔在上面书写。

测量

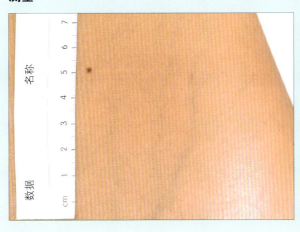

图6.12　自黏式一次性标尺可用于记录随访过程中的尺寸或变化

6.1.5　照片记录清单

清单：
随访所需的配件和设备
记录

背景
- 墙壁宽3 m，采用单一柔和的颜色
- 背景系统（如适用）

相机
- 数码单反相机（最新型号）
- 16～24 M像素
- ISO速度较快时噪声低
- 建议使用自动传感器清洁功能

闪光
- 相机生产商生产的专用闪光灯装置
- 可调节反射器

镜片
- 轻量级长焦镜头（例如，如果使用APS-C传感器，则为50 mm），可能具有微距功能，或适当的变焦镜头

附件
- 存储卡
- 读卡器

清单：逐步照片记录

1. 准备房间（调暗灯光，决定光源）
2. 选择背景（根据位置决定）
3. 选择相机设置
4. 安排求美者的姿势，拍摄全景照片，然后拍摄细节照片
5. 后续归档：拍摄求美者的姓名或将照片读入数据库

清单：基本相机设置

ISO	不高于800
焦距全景	35～50 mm
焦距细节	85～100 mm
图像格式	JPEG；精细模式
压缩	最低压缩率
白平衡	手动设置，根据使用的光线进行调整
曝光时间	1/60至1/200
光圈	8.0～11

6

6.2 归档

需要建立一个归档系统存储病例记录。需要可靠地存储和快速检索数据。针对各个使用领域存在各种专业系统。在归档数据时应遵循以下原则：

- 定期备份数据。
- 至少制作2个副本。
- 将副本存储在2个不同的位置。

6.2.1 记录排序

最简单的图像归档方式是将照片存储在磁性数据载体上，例如便携式硬盘。不建议将照片存档在CD或DVD上，因为许多光学媒体在几年后就会开始出现缺损，可能无法读取。

应根据实践中使用的软件进行排序。一个可能的示例是按求美者编号和拍摄日期进行分类。在选择排序方法时需要充分考虑，否则，如果后续发生任何更改，则需更改所有数据，以确保可以正确跟踪记录。

6.2.2 使用实践软件归档

许多实践软件制造商在其求美者数据管理解决方案中提供了自己的照片数据库。这种图像存储选项非常有用，所有重要的求美者数据也都可用，并且可以通过有针对性的搜索进行快速检索。

6.3 实践组织

众所周知，PRP治疗等服务结合了各种应用方法，旨在持续改善皮肤外观，需要个人直接支付后方能提供。这些服务可以而且应该引起求美者的关注。在诊所中，所有工作人员也应熟悉可用的服务范围，并能够提供有关任何特定的补充服务的相关初步信息。

6.3.1 预约计划和信息材料

在计划预约时，即使是初始咨询阶段，也需要安排适当的时间段。例如，即使求美者表示只是对PRP治疗感兴趣，也是如此。这个时间段非常重要，可以全面和专业地探讨求美者的需求。这种时间投入的好处是可以让求美者充分了解情况，更有可能让求美者满意，从而转化为常客。如果求美者在诊所得到全方位的专业护理，并且治疗结果符合双方的期望，这将建立牢固而持久的医患关系。另一方面，如果治疗既经济实惠又效果极佳，那么求美者会口口相传，这正是理想的定向营销形式。

在诊所中，还可以发放设计精美的传单和宣传册，进一步加强给求美者留下的专业印象。这些宣传材料可以生动形象地呈现和解释各个程序。

6.3.2 知情同意

可以通过业务精湛且细致周到的医务人员以及传单和宣传册，向求美者传达诊所提供的服务。另一种方式是针对特定人群举办演讲晚会。可以在诊所进行宣传。良好的宣传活动，包括病例研究和治疗记录，结合专业的演讲，可以向求美者展示医生专业实力和积累的经验。这些演讲还给感兴趣的人群提供了提问的机会，通过回答他们的问题，可以纠正或者完全消除求美者先前存在的错误观念。

6.3.3 候诊室电视

候诊室的电视是信息渠道之一。一些器材供应商为这种媒介提供了非常高质量的信息资料。其中一些服务包括短片演示，清晰展示了各种方法，传达出大量信息，例如皱纹治疗选项，鼓励求美者积极询问。当然，这种媒介的另一个目的是介绍诊所团队和服务范围。

6.4 术前谈话和知情同意

使用PRP联合微针或直接注射进行治疗之前，需要召开详细的术前谈话，并通过签署知情同意书进行记录。主持术前谈话的人员应该：

- 准确解释该手术。
- 介绍风险和并发症。
- 描述成功的概率。

清单：术前谈话

- 假设非专业人士不熟悉（不太可能）该领域的专业知识，应告知求美者有关成功的概率、相关手术的特定风险、治疗目标、对自身的益处以及替代方案方面的信息。
- 手术的医学指征、必要性或紧急性越低，术前谈话的内容需要越全面。
- 手术风险越大，求美者越需要全面地了解任何罕见的并发症。
- 药物的副作用和相互作用的风险越高，求美者越需要全面地了解其风险。在这种情况下，有关未获得相关适应证许可的药物（标签外使用）的信息尤其重要。
- 根据法律要求，如果手术存在非专业人士预期外的罕见并发症，会严重影响求美者的生活，则需向求美者告知该风险。

- 理清并摆正求美者预期。
- 告知求美者替代治疗方案（如果有）。
- 如适用，提请求美者该手术属于标签外治疗。

术前谈话必须由医生主持。

通常，求美者在咨询医生之前会获取一些信息。大众媒体的报道有时不切实际，特别是在名人身上，这并不罕见。这些报道通常配有生动的"术前、术中和术后"的对比照片。

注

简单地发放知情同意书，不能替代医生口头传输信息的需要。

其他信息来源包括互联网、社交媒体和YouTube™，在这些平台上，将以引人注目的方式对PRP治疗进行推广和"炒作"，甚至还使用了激进的术语，如"吸血鬼面部护理"或"吸血鬼拉皮手术"。这让求美者从一开始就抱有了非常高的期望。在术前谈话期间，需要摆正这些期望。PRP治疗的优势在于它能自然地紧致皮肤，让皮肤重获新生。同时，它对细小的表层皱纹也会产生积极影响。然而，与填充剂给药不同，PRP治疗并不会立即呈现明显的效果，而是逐渐起效。通常需要在2~6周时间间隔内进行再次治疗。这样，效果更持久，也更自然。应该从一开始就针对这些要点与求美者展开讨论，并达成共识。如果求美者期望不切实际，为了双方的利益，不应进行PRP治疗。

在术前谈话期间，应详细讨论该手术的副作用和可能的风险。直接注射PRP的可能副作用包括肿胀、发红、皮肤刺激和轻度淤青。由于采用的是自体血浆治疗，PRP治疗风险最小。如果物质制备和（或）应用不当，可能会出现炎症。如果求美者的待治疗部位有任何急性或慢性炎症，求美者怀孕（出于安全考虑），或者求美者患有凝血障碍、HIV感染、肝炎、自身免疫性疾病和癌症，应建议求美者不要接受治疗。

影响凝血因子和血小板的药物可能对PRP的质量产生不良影响。乙酰水杨酸（阿司匹林）应在治疗前2周停用。其他药物，例如非甾体抗炎药双氯芬酸钠（扶他林®）、布洛芬等，应在治疗前2~3天停用（如可能）（→表2.2）。安乃近和对乙酰氨基酚（扑热息痛）等镇痛药似乎没有产生严重影响（参见第10章）。

最后，需要解释计划的手术和后续步骤。

术前谈话的另一个关键要点是解释治疗费用。PRP治疗和PRP浸润手术非常耗时且需要使用大量设备。一般来说，求美者需要签署知情同意书后自行支付费用。当然，应该根据具体病例的情况协商估算的治疗费用。然而，各种研讨会已经给出了一

6

些基准费用数值，对此应该牢记。

采取的所有措施，从术前谈话/咨询到知情同意，再到检查和治疗，都需要有记录。在进行记录时，可以使用特殊的记录表格，将其保存在求美者档案中。这些表格的范本参见第10章。如可能，还应进行照片随访记录。如果医生希望在讲座或出版物中使用求美者图像，则需要获得每位求美者的书面同意。书面同意表格的范本可以根据需要进行调整（参见第10章）。

6

7 治疗

Treatment

7 治疗

本文描述了提高治疗成功概率所需的相关条件，包括从治疗计划到管理治疗不良反应。在进行治疗之前，应采取以下步骤：

- 术前谈话/咨询，包括评价求美者意愿（→第5.1节）。
- 签署知情同意书（→第6.4节）。
- 对照治疗前照片检查照片记录（→第5.2节以及第6.1节）。

7.1 术前准备

术前准备和氛围应尽可能体现专业能力和人文关怀。治疗室明亮、通风良好、温度宜人，有助于实现这一目标。理想情况下，医生和所有助手都应能从各个方向轻松接触到正在治疗的区域。整个治疗过程虽然较耗时，但不应在时间压力下进行。经验表明，即使在咨询时做了充足的准备工作，求美者在治疗前即刻仍可能会提出进一步的问题、表达顾虑或提出额外的治疗要求。医生应该坦诚、耐心和从容地对待这些问题。只有在求美者完全依从的情况下，才有可能获得最佳治疗效果。为此，建议再次详细描述计划的治疗。在进行治疗前，应回答所有剩余问题并消除任何不确定性。

7.2 调整求美者位置

治疗通常在专用治疗椅上进行，治疗椅具有平稳可调节的高度和靠背角度。如果没有这样的定位功能，也可以在求美者半卧位的情况下进行治疗。应根据医生的身高调整待治疗区域的高度，以确保符合工效学，方便医生在直立姿势下进行操作，不会长久弓腰使腰背部劳损。让求美者采用仰卧或半仰卧的姿势，求美者相对容易放松，更方便PRP操作。

7.3 工效学

在这个背景下，工效学的目标是确保医生以不会造成背部劳损的姿势进行工作。符合工效学的姿势，不会造成背部劳损，帮助医生在进行治疗时放松身体。上身直立工作是工效学姿势的基本原则之一。应避免盆骨和胸部之间出现扭转。任何转身动作和姿势变化时都应调动整个身体。确保治疗区域的高度与医生胸部高度齐平，以方便操作。医生的肩膀可以自然放松下垂，用于操作PRP的手臂可以通过将肘部或前臂放在治疗椅上来支撑，这样可以在操作过程中采取放松的姿势。

7.4 微针/PRP治疗的操作步骤

微针/PRP治疗，是一个材料密集且耗时的过程。可以将不同的时间段结合起来以提高效率。治疗的各个阶段和子步骤总结见表7.1。

表7.1 微针/PRP治疗的各个步骤

治疗阶段	子步骤
求美者准备	<ul><li>治疗区域清洁</li><li>照片记录</li><li>局部表面麻醉</li></ul>
PRP采集	<ul><li>血液采集</li><li>PRP制备</li></ul>
治疗	<ul><li>治疗部位消毒</li><li>微针加PRP注射</li></ul>
术后护理	<ul><li>敷上舒缓面膜</li><li>涂抹保湿乳液</li></ul>

7.4.1 求美者准备

微针治疗与PRP注射联合治疗的准备工作包括以下各个步骤，适用于所有治疗区域：清洁、照片记录、麻醉和消毒。

应该使用温水或清洁乳完全清除化妆品或其残留物。洁面后，建议进行拍照记录，这项任务可以委托给助手完成。治疗后不会产生立竿见影的效果。因此，明智的做法是，随着时间推移，拍照记录治疗结果，这对求美者而言既有说服力又印象深刻。

局部麻醉剂在微针治疗中最常用。局部应用凝胶或乳膏形式的麻醉剂通常对于此处描述的方法已足够（→图7.1和图7.2）。该麻醉剂可以进行大面积麻醉，大多数情况下能在治疗区域产生令人满意的麻醉效果。这些乳膏通常含有不同剂量的利多卡因。恩纳®（阿斯利康）是标准药物之一，属于利多卡因和丙胺卡因的复方制剂。为了达到充分的镇痛效果，应在手术前30～40 min涂抹麻醉剂，并在此期间保持该区域封闭，以便其发挥作用（→图7.3）。然后，用浸湿盐水溶液的棉签清除麻醉剂，并用皮肤消毒剂消毒待治疗区域。

涂抹局部表麻膏

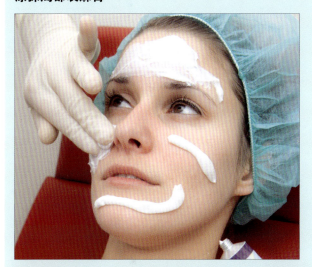

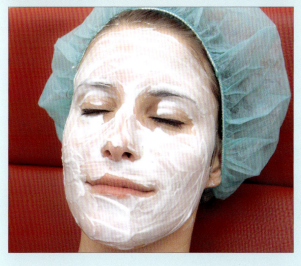

图7.1　表麻膏，例如恩纳®（利多卡因和丙胺卡因），大量涂抹在经清洁和短暂中和处理的皮肤上（建议用量：30 g/面部）

图7.2　麻醉膏涂抹后，应延伸至唇缘并靠近上、下睑

7

涂抹局部表麻膏（续）

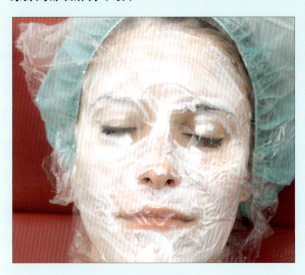

图7.3 表麻膏随后在封闭状态下静置作用30～40 min，在进行治疗前应事先询问求美者是否希望嘴巴和鼻子不被覆盖

注：如果使用利多卡因/丁卡因局部制剂，请勿封闭

7.4.2 PRP采集

有多种不同的PRP制备系统可供选择。作者使用的是Arthrex ACP®系统。该系统由一个双头注射器组成，是一个封闭系统，确保在采集过程中PRP不会受到污染。详细的规格描述见第3章。

■ PRP采集方法

- 从包装中取出2个注射器。包装还包含一个红色盖帽，应将盖帽留在包装中（→图7.4）。

- 抽出2个注射器的芯杆，握住注射器的外套卷边，顺时针旋转拧紧内注射器。现在，将2个芯杆推回，并将蝶形针安装到注射器上。

- 对皮肤消毒后，刺入静脉，最好选择肘部区域（→图7.5）。

- 拉回红色芯杆翼，完全填充系统的外套管（15 mL）（→图7.6）。如果一个人负责抽吸操作，而另一个人负责移除静脉通路，则采血过程会更顺畅。

- 将注射器放在包装上的红色盖帽上并扭转。盖帽牢固地密封住注射器（→图7.7）。

- 将密封注射器放入离心机的一个桶中（→图7.8），拧紧桶上的螺旋盖。将配重块放入另一个桶中。

- 离心：离心约4 min，然后等待约2 min，让离心机在不使用制动器的情况下停止转动。离心力350 r/min（根据转速和半径计算得出）。

- 离心后，小心地将双头注射器从离心机中取出，保持竖直。

- 所有后续步骤都应在注射器保持竖直的状态下进行，不得摇晃，以确保2个相位（PRP和血细胞）不会混合（→图7.9）。

- 吸取4～7 mL PRP进入内注射器（→图7.10），留下最后1 mL液体（相当于注射器刻度上的一条刻度线），确保不会吸入红细胞和血浆界面层中

PRP采集

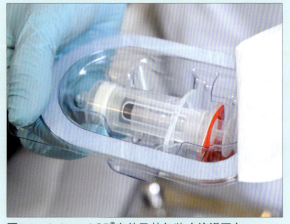

图7.4 Arthrex ACP®套件及其包装（俯视图）

PRP采集（续）

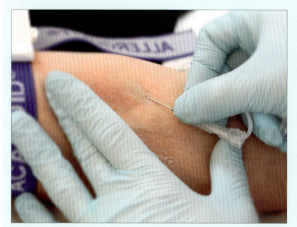

图7.5 ACP注射器的针头刺入静脉

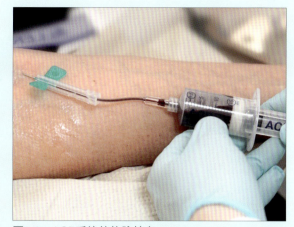

图7.6 ACP系统从静脉抽血

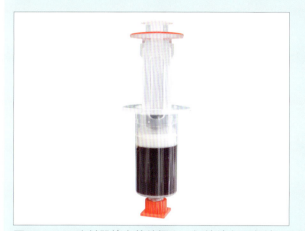

图7.7 ACP注射器放在其盖帽上，扭转并牢固密封

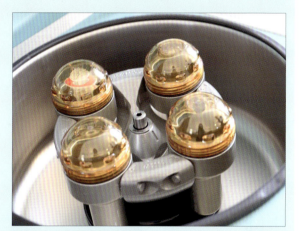

图7.8 离心机中的注射器

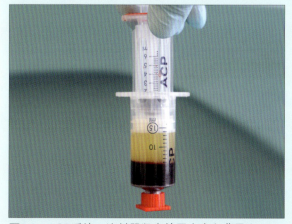

图7.9 ACP系统：注射器竖直放置在亮色背景上

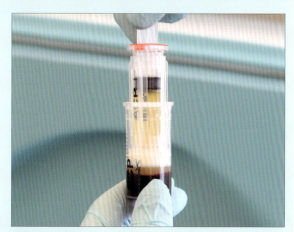

图7.10 吸入4～7 mL PRP至注射器中

存在的白细胞。

- 采集的血浆量取决于求美者的血细胞比容和水合水平。体积因求美者而异。

- 逆时针拧下内注射器，将其拆下（→图7.11）。

- 采集的PRP现已可供使用（→图7.12）。Arthrex ACP®系统不含抗凝剂，因此需要在不超过半小时内给药。如果能证明特殊情况下不可能在半小时内完成，仍然可以选择添加抗凝剂。

PRP采集（续）

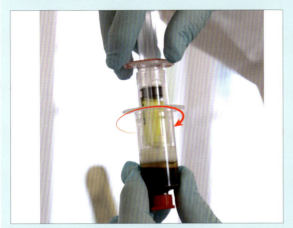

图7.11 ACP系统的内注射器应通过逆时针拧松拆卸

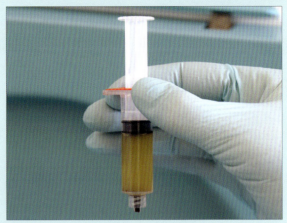

图7.12 含PRP的即用型ACP注射器

7.4.3 所需材料

护理现场制备PRP相当复杂。因此，有必要制订适当的工作流程。应事先准备好所有必要的材料（→图7.13和图7.14）。

7.4.4 治疗

清洁治疗区域，去除麻醉膏的残留物。然后，对所有接受治疗的区域进行消毒。

■ 微针操作

本节描述了使用电动微针笔进行微针治疗的程序。这里重点介绍治疗面部、颈部和手背，基本原则是使用PRP滋润所有接受治疗部位的皮肤（→图7.15）。理想情况下，助手将PRP滴涂到治疗区域，这确保PRP不仅在皮肤中发挥"药物作用"，还形成润滑膜。在此之前，应为治疗区域设置适当的刺入深度（指导值：→表8.1）。然后，选择最大刺入速率。针头应垂直放置在皮肤上（→图7.16），并系统性引导穿过治疗区域。移动电动微针笔时，应持续用PRP滋润皮肤。建议选择较小的区域进行治疗，按照以下方式进行系统性治疗：先横向多次刺入该区域，然后纵向多次刺入，最后依次沿两个对角线方向刺入，结束治疗。目标是完全均匀地穿透治疗区域的皮肤（→图7.17和图7.18）。

清单：
PRP采集所需的材料

- 无菌手套
- 消毒剂
- 棉球
- 黏性敷料（创可贴）
- PRP系统（Arthrex ACP®系统）
- 止血带
- 带长管的蝴蝶针（21G）

清单：
PRP治疗联合微针治疗所需的材料

- 无菌手套
- 消毒剂
- 棉球
- 带注射器的PRP
- 注射针
- 电动微针笔、针头、无菌包装纸

PRP采集所需的材料

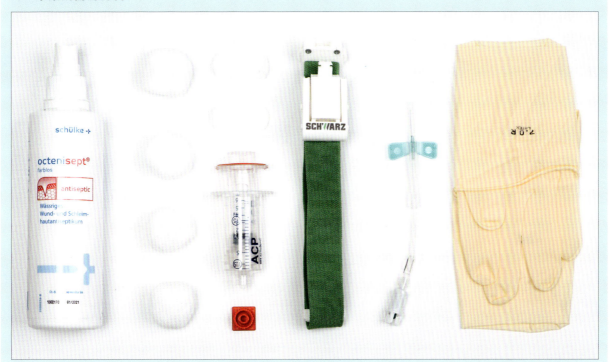

图7.13 消毒剂、棉球、黏性敷料（创可贴）、PRP制备系统（Arthrex ACP®系统）、止血带、蝶形针、无菌手套

7

PRP治疗联合微针治疗所需的材料

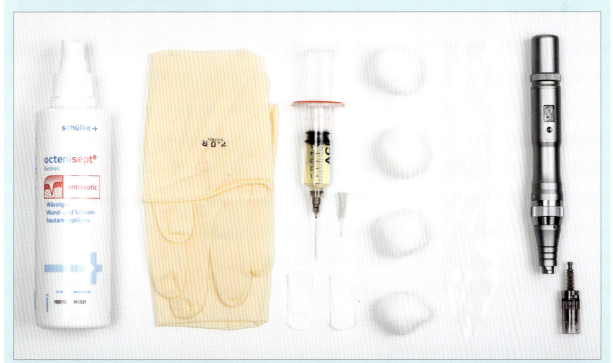

图7.14 消毒剂、无菌手套、带注射器的PRP、注射针、黏性敷料（创可贴）、棉球、无菌包装纸、电动微针笔、针头

微针操作过程

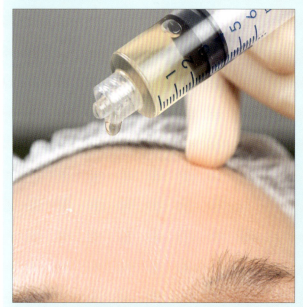

图7.15　PRP滋润皮肤

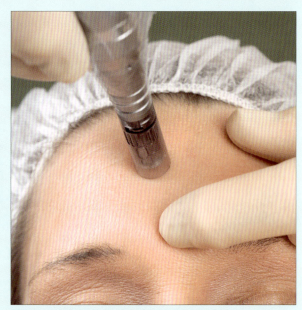

图7.16　将针头垂直放置在治疗区域的皮肤上

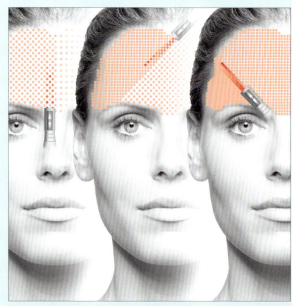

图7.17　针头在水平、垂直和对角线方向上系统性移动，确保所有皮肤得到均匀的治疗

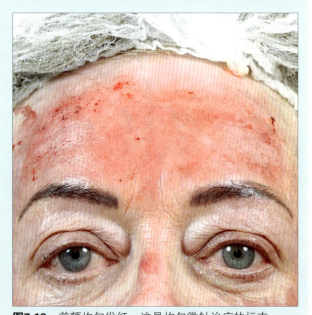

图7.18　前额均匀发红，这是均匀微针治疗的标志

■ 直接注射

可以直接注射采集的PRP。作者使用针头（TSK Steriject皮下锋利注射针头33G×9 mm，TSK欧洲实验室），几乎可以无创伤地进行皮下PRP注射（→图7.19和图7.20）。然而，注射也可以与微针治疗联合应用，例如直接在眉间纹的下方、双眼两侧或唇周注射（→图7.21和图7.22）。微针治疗后，应在这些目标区域下直接注射。治疗法则是注射约0.1 mL/cm² PRP。

直接注射

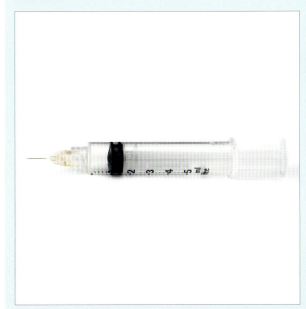

图7.19 带注射器的细注射针，直接注射PRP

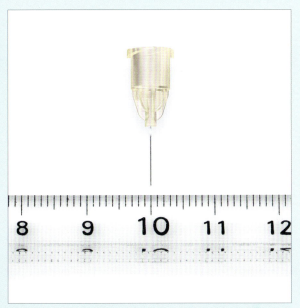

图7.20 针头非常细，几乎可以无创注射到真皮和皮下组织

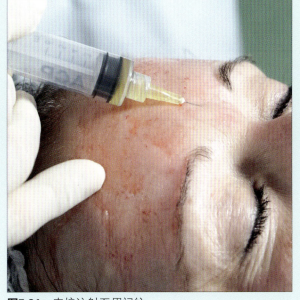

图7.21 直接注射至眉间纹

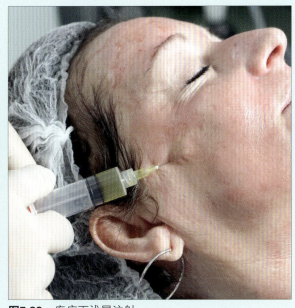

图7.22 瘢痕下浅层注射

7.5 术后护理

7.5.1 治疗后即刻

治疗后，皮肤会出现刺激和发红现象，具体反应因求美者的个人体质而异。因此，治疗后即刻应在治疗区域上敷上舒缓面膜。本文所示的病例中，使用了一种由生物纤维素制成的水凝胶面膜（→图7.23和图7.24），这些面膜不含活性物质。然而，它们会持续释放水分。使用这种面膜后，任何皮肤刺激都可以在短时间内直接消退。为了进行长期护理，给予求美者一种富含甘油的乳液，具有降温效果，从治疗后第2天开始大量使用。

7.5.2　管理治疗不良反应

■ 感染预防治疗

病毒感染预防治疗：存在重新激活疱疹感染的风险，特别是如果选择了具有强化效果的治疗参数。对于有阳性病史的求美者，预防性口服阿昔洛韦400 mg，每日3次，作为备用药物（即仅在需要时使用），直至创面愈合。

细菌感染预防治疗：预防性抗生素治疗的必要性存在争议，根据作者自己的经验，这并非不可或缺。

真菌感染预防治疗：迄今为止，尚未观察到与PRP和微针治疗相关的皮肤真菌感染。因此，不建议预防性使用局部或全身性抗真菌药物。

■ 疼痛管理

术后即刻疼痛管理包括使用上述生物纤维素面膜制成的冷敷物进行局部降温，该面膜也可用于灼伤管理。如需要，推荐求美者在几天内口服对乙酰氨基酚（扑热息痛）或非甾体抗炎药（NSAID，如布洛芬）。

■ 预防紫外线

为避免出现色素沉着，嘱求美者应尽量避免暴露在紫外线下。应告知求美者预防紫外线，并询问求美者的度假计划中是否涉及冬季紫外线也依然很强烈的地方。一般来说，建议求美者在治疗前4周开始使用具有预防长波紫外线作用的防晒霜，在治疗后持续使用1个月到几个月，因紫外线暴露和皮肤类型而异。

■ 色素减退

本文描述的美容应用中，PRP和微针联合治疗后并未观察到色素减退的现象。

使用水凝胶面膜进行术后护理

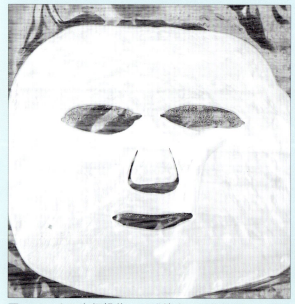

图7.23　为了方便操作，面膜放在一层保护膜上，使用前将其揭下

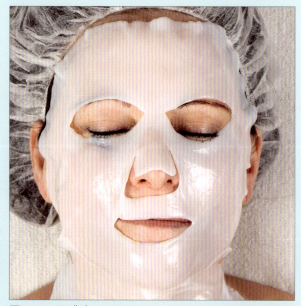

图7.24　面膜（epi nouvelle+ naturelle，JeNaCell）已用于面部受刺激的皮肤

8 应用

Regional applications

8 应用

将PRP注射到真皮层会激活人体自身再生修复的嫩肤过程。当大面积使用PRP时，预计可以提高水分含量、增强柔韧度，并改善皮肤颜色。刺激成纤维细胞胶原蛋白合成可恢复并改善皮肤纹理。

前面章节已经介绍了PRP与微针疗法和直接注射联合治疗的实践原则和要求。接下来的章节描述各种方法在美容皮肤学中的应用。这里展示的方法涉及面部各个区域、颈部区域和手部区域（→表8.1，图8.1）。通常情况下，可以在一次治疗中包含整个面部或颈部。出于教学目的，将依次介绍各个区域及其特定特征。可以通过微针疗法将PRP注射到皮肤的真皮层，覆盖整个区域，也可以直接注射到特定点。大面积应用以及微针与PRP联合治疗，可持续改善皮肤结构并紧致皮肤。经过2~3次治疗后，效果会逐渐显现，不仅看起来自然，更重要的是效果持久。这种手术在肩部特别有效：据作者观察，产生的效果令人印象深刻。该手术在治疗纹路和皱纹方面有一定局限性，但对眶周/眼周区的细纹和脸颊上的细纹却有非常好的效果。

在治疗深层皱纹或面部表情引起的皱纹（例如川字纹）时，PRP/微针疗法的效果有限。在治疗这些皱纹时，可以采用熟悉的增强方法，或注射肉毒毒素（Botox®）进行选择性神经肌肉阻滞。当然，这些方法可以与PRP/微针疗法联合应用。

表8.1 PRP/微针的应用区域适应证和推荐的微针深度。指示的数字分级评分：1.预期结果非常好，4.预期结果适中

	部位	治疗目的	微针刺入深度（mm）	指示的数字分级评分
1	前额区	使皮肤变光滑、改善皮肤结构、淡化纹路和皱纹	1.0~1.5	2~3
2	眶周区	减少静态纹路和皱纹，使皮肤变光滑	0.5~1.0	1
3	下睑区	紧致皮肤，改善皮肤结构	0.5	1
4	上唇区和下唇区	改善皮肤结构、紧致皮肤、最大限度淡化纹路和皱纹	0.5~1.5	3
5	鼻唇沟区	改善皮肤结构，紧致皮肤	1.0~1.5	3
6	颏部	改善皮肤结构	1.0~1.5	3~4
7	面颊/面侧	改善皮肤结构，紧致皮肤	0.75~1.5	2~3
8	鼻部	改善皮肤结构	0.5~1.5	3~4
9	颈部	改善皮肤结构，紧致皮肤	1.0~1.5	1~2
10	手部	改善皮肤结构，紧致皮肤	0.75~1.0	2~3

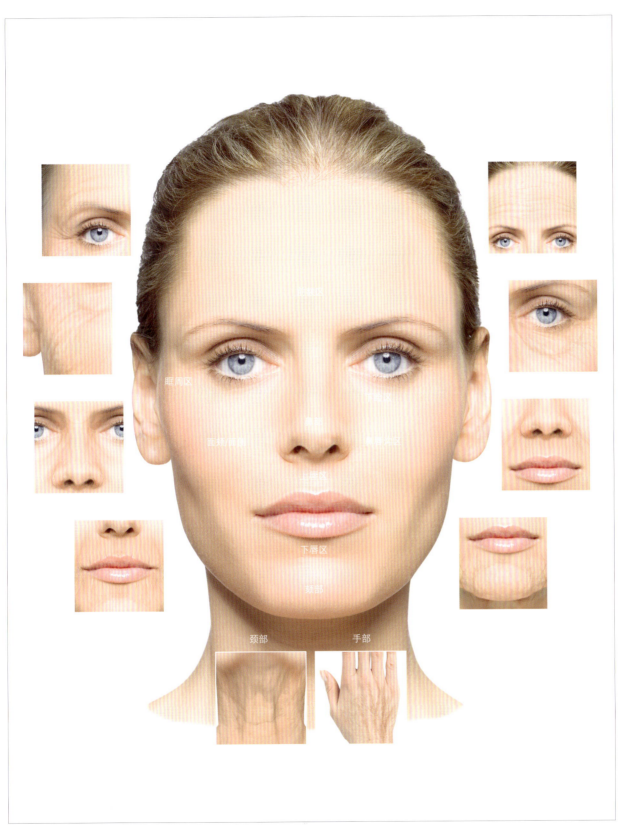

图8.1 与PRP/微针治疗相关的身体部位

8.1　前额区

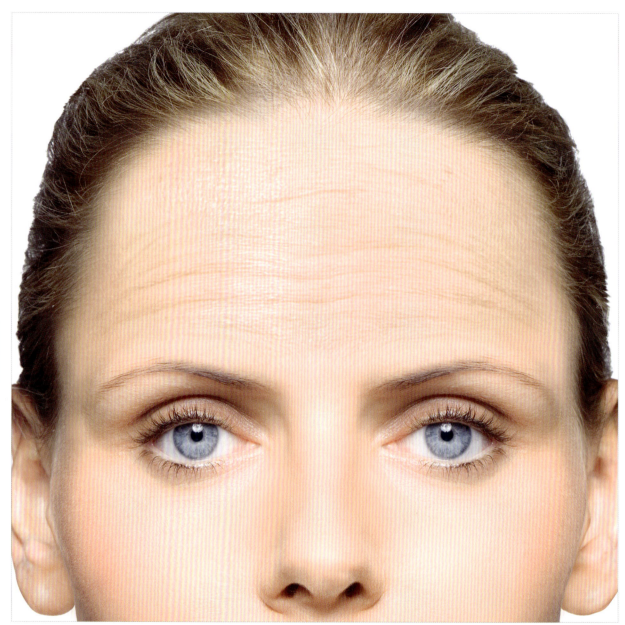

图8.2　前额因衰老出现细横纹

8.1.1　检查结果

由于年龄和暴露的原因，皮肤逐渐变干、变薄和变得敏感。出现细横纹，前额凹陷（→图8.2）。

8.1.2　求美者选择/适应证评估

PRP可改善前额皮肤的外观及其弹性。PRP治疗也可对该区域进行预防性治疗。PRP应用的效果只能随着时间的推移而显现，即治疗后效果不会即刻显现。使用后2~3周会出现显著效果。一个行之有效的方法是治疗2~3次，再次治疗间隔2~6周，然后间隔9~12个月。

8.1.3　微针示意图

治疗前额区→微针线路示意图（→图8.3）

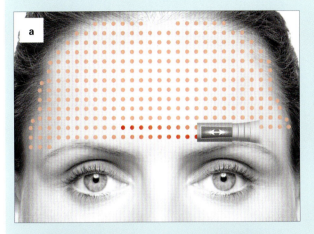 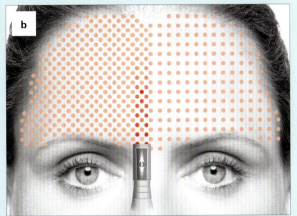

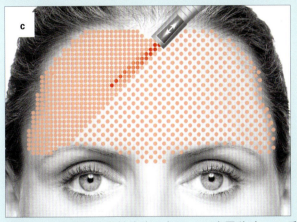 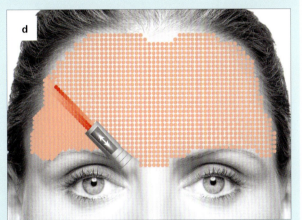

图8.3　治疗前额区微针线路示意图：**a**. 水平移动；**b**. 垂直移动；**c**. 从左下角到右上角对角线移动；**d**. 从左上角到右下角对角线移动

8

8.1.4　治疗方案

求美者须知：PRP和微针

- 彻底洁面
- 在整个治疗区涂抹表麻膏
- 封包表麻膏30 ~ 40 min
- 采血
- 制备PRP
- 清除并用生理盐水去除残留表麻膏
- 用皮肤消毒剂对整个前额区进行消毒
- 前额微针刺入深度为0.75 ~ 1.5 mm
- 渗入PRP

- 敷上保湿面膜
- 涂抹保湿乳液

求美者治疗后须知

- 24 ~ 48 h后即可化妆
- 晚上涂抹保湿乳液
- 预防紫外线
- 2 ~ 6周后再次治疗
- 如有相关易感倾向，则进行疱疹预防治疗

8.1.5 操作步骤（→图8.4～图8.11）

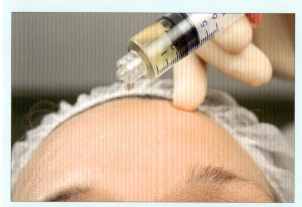

图8.4 微针治疗前：对皮肤进行消毒，并将PRP滴注到治疗部位，使电动微针笔的笔尖能轻松滑过皮肤

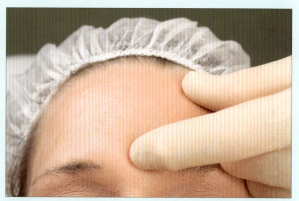

图8.5 用拇指和食指沿细纹或皱纹方向轻轻拉伸皮肤

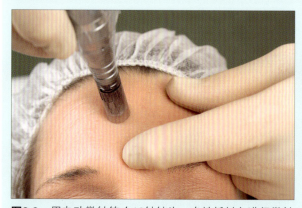

图8.6 用电动微针笔（12针针头一次性耗材）进行微针治疗。在微针治疗过程中，将PRP一滴一滴地滴注在前额区。PRP相当于润滑剂，使电动微针笔的笔尖能够在皮肤上轻松滑动

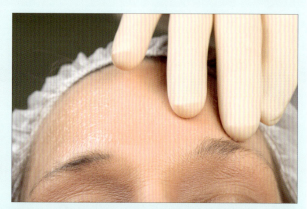

图8.7 微针治疗后，将PRP涂抹在整个前额区，并轻轻按摩至吸收

8.1.6 联合治疗方案

如需要，可以在治疗前或治疗后进行额外的肉毒毒素治疗或填充剂治疗（或两者联合治疗）。

8.1.7 求美者须知

治疗后即刻，皮肤会变红，并可能出现紧绷感或疼痛感。这些现象在接下来的几小时内会消失。可以涂抹舒缓霜。需要几周后才能显现治疗效果。在治疗后至少2周内，务必始终做好防晒工作。建议对易感求美者进行疱疹预防治疗：治疗后，嘱求美者服用400 mg阿昔洛韦，第2天服用400 mg阿昔洛韦，每次1片，每日3次。

8.1.8 特别注意事项

眉间纹和其他面部表情纹如果在面部静息时较为明显，即使接受了PRP治疗，皱纹也不会完全消退。在同一疗程中，可以对更细的细纹和皱纹再次进行治疗，这次可以直接注射PRP（→图8.12）。在治疗前，应向求美者告知这些局限性，以免求美者抱有不切实际的期望。

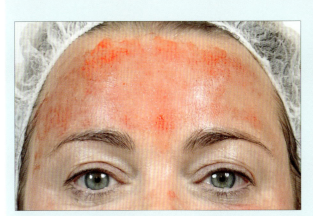

图8.8　治疗后和按摩至PRP吸收后，前额立即变红

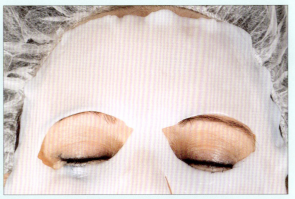

图8.9　治疗后，敷上生物纤维面膜，保持30 min。这款面膜只含水分，不含其他添加剂，具有降温效果，可以减轻肿胀

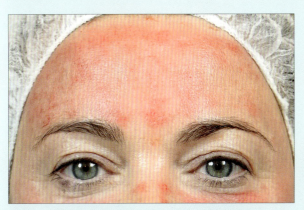

图8.10　敷上保湿面膜后，发红现象即刻明显消退

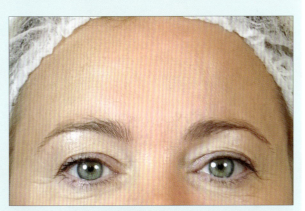

图8.11　治疗后，只需等待几小时，皮肤即可恢复，发红现象完全消退

8

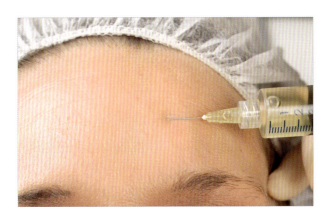

图8.12　在手术第二阶段，也可通过直接注射PRP，治疗较深或较明显的细纹或皱纹

8.2　眶周区

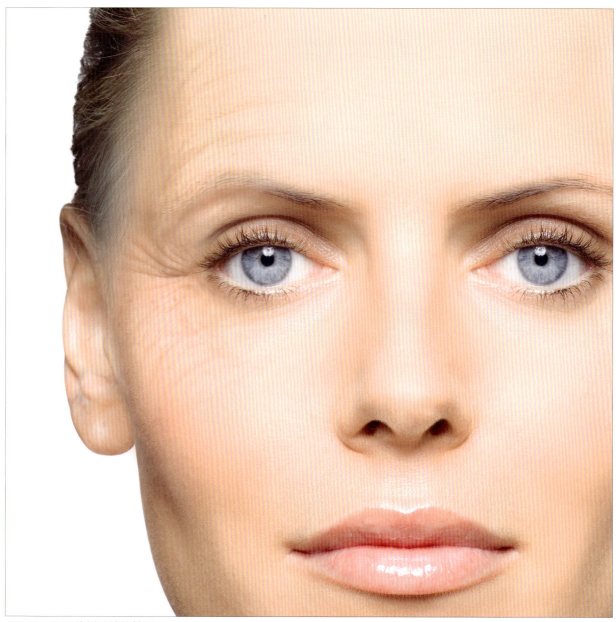

图8.13　眶周外侧区域的皱纹

8.2.1　检查结果

随着年龄的增长，眶周外侧出现皱纹和细纹（→图8.13）。在这种情况下，我们需要区分这些纹路是动态皱纹（鱼尾纹）还是静态皱纹（永久性皱纹）。纹路和皱纹的严重程度不仅取决于年龄，还取决于皮肤厚度以及皮肤弹性。如果皮肤较薄，则皱纹细而浅；如果皮肤较厚，则纹路和皱纹较深。

8.2.2　求美者选择/适应证评估

较浅且较细的皱纹，是晚期光化性弹性组织变性引起的，对PRP/微针联合治疗的反应良好。但是，对于较深的皱纹，只通过这种方法进行治疗，效果不尽如人意。因此，应将相关情况告知求美者，以免求美者怀有错误或不切实际的期望。治疗后，需要等待几天到两三周之后，才能看到治疗效果。治疗应重复1次或2次，每次间隔2~6周。

8.2.3　微针示意图

治疗眶周区→微针线路示意图（→图8.14）

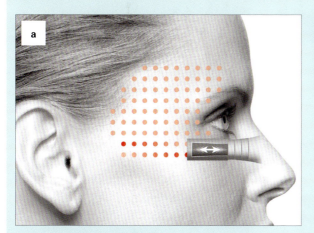
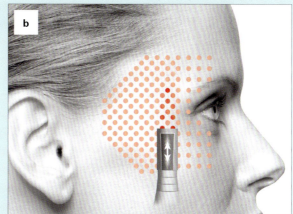
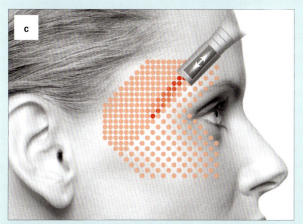
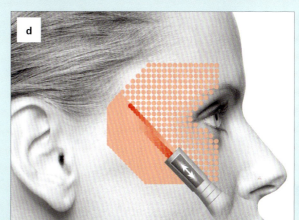

图8.14　治疗眶周区微针线路示意图：**a.** 水平移动；**b.** 垂直移动；**c.** 从左下角到右上角对角线移动；**d.** 从左上角到右下角对角线移动

8.2.4　治疗方案

求美者须知：PRP和微针

☐ 彻底洁面

☐ 在整个区域涂抹麻醉剂

☐ 封包表麻膏30～40 min

☐ 采血

☐ PRP制备

☐ 清除并用生理盐水去除残留表麻膏

☐ 用皮肤消毒剂对整个眶周区进行消毒

☐ 眶周区微针刺入深度为0.5～1.0 mm

☐ 渗入PRP

☐ 敷上保湿面膜

☐ 涂抹保湿乳液

求美者治疗后须知

☐ 24～48 h后即可化妆

☐ 晚上涂抹保湿乳液

☐ 预防紫外线

☐ 2～6周后再次治疗

☐ 如有相关易感倾向，则进行疱疹预防治疗

8.2.5 操作步骤（→图8.15～图8.22）

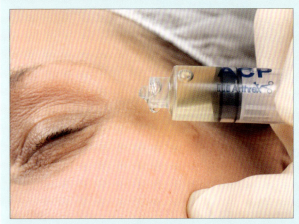

图8.15 治疗前：对皮肤进行消毒，并将PRP滴注到治疗部位，使电动微针笔的笔尖能轻松滑过皮肤

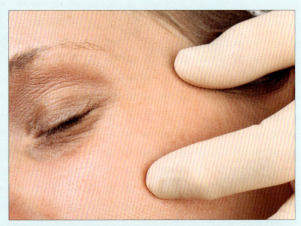

图8.16 用拇指和食指沿细纹或皱纹方向轻轻拉伸皮肤

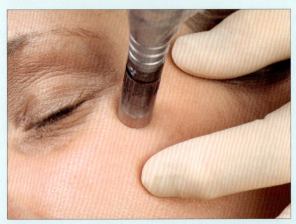

图8.17 用电动微针笔（12针针头一次性耗材）进行治疗。在微针治疗过程中，将PRP一滴一滴地滴注到该区域。PRP相当于润滑剂，使电动微针笔的笔尖能够在皮肤上轻松滑动。在操作过程中，将0.5～1 mL PRP渗入该区域

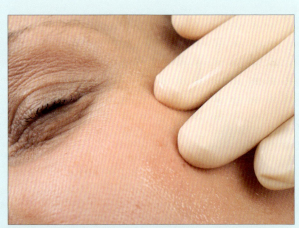

图8.18 治疗后，将PRP涂抹在整个治疗区域，并轻轻按摩至完全吸收

8.2.6 求美者须知

治疗后即刻，皮肤会变红，类似晒伤，并且可能会有紧绷感或疼痛感。这些现象在接下来的几小时内会消失。可以涂抹舒缓霜。需要几周后才能显现治疗效果。在治疗后至少2周内，务必始终做好防晒工作。建议对易感求美者进行疱疹预防治疗：治疗后，嘱求美者服用400 mg阿昔洛韦，第2天服用400 mg阿昔洛韦，每次1片，每日3次。

8.2.7 特别注意事项

如果眶周皱纹是自主肌肉运动产生的动态皱纹，则可以考虑或建议PRP与肉毒毒素联合治疗。可以使用以下选项治疗深层静态皱纹：
- 直接注射PRP（→图8.23）。
- 联合注射PRP与透明质酸。

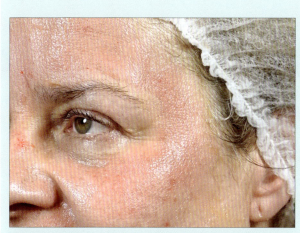

图8.19 治疗后的眶周区：微针治疗后和按摩至PRP吸收后，眶周区变红，类似轻度晒伤

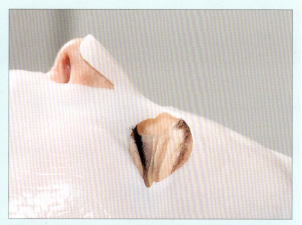

图8.20 治疗后，敷上生物纤维面膜，保持30～60 min。这款面膜只含水分，不含其他添加剂，具有降温效果，可以减轻肿胀

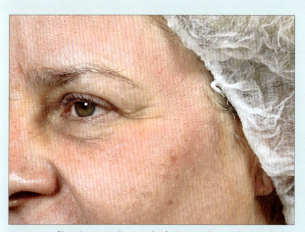

图8.21 敷上保湿面膜后，皮肤发红现象即刻明显消退

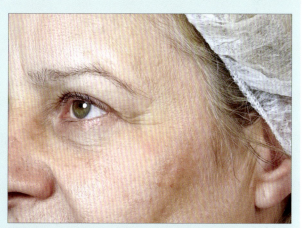

图8.22 治疗后，只需等待几小时，皮肤即可恢复，发红现象完全消退

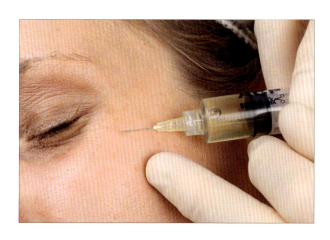

图8.23 在手术第二阶段，也可通过直接注射PRP，治疗较深或较明显的细纹或皱纹

8.3 下睑区

8

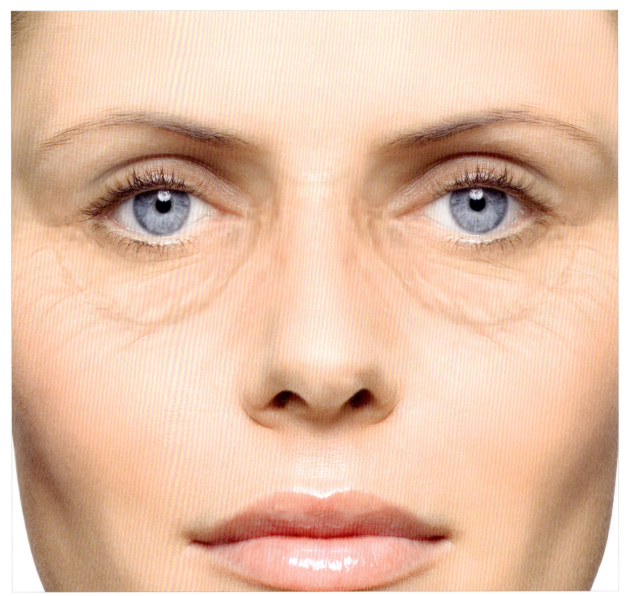

图8.24 下睑区的细皱纹

8.3.1 检查结果

下睑和眼睑部分的皮肤直接附着在眼轮匝肌上。强光和阳光照射引起的眨眼反应会触发肌肉持续活动，随着时间的推移，会导致该区域出现细小的皱纹（→图8.24）。白皮肤、蓝眼睛、红发或金发的个体特别容易出现这种情况。其他诱发因素包括年龄相关的皮肤弹性丧失，以及天寒、风吹和吸烟等外部因素。眼轮匝肌的弹性逐渐丧失和张力降低会导致下垂（"眼袋"）或假性疝出。可以使用快速检测来评估下睑区的弹性。

8.3.2 求美者选择/适应证评估

PRP和微针联合治疗可以改善皮肤的表面外观和弹性。皮肤紧致可以在一定程度上减轻眼袋。

8.3.3 微针示意图

治疗下睑区-微针线路示意图（→图8.25）

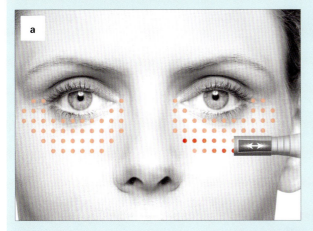
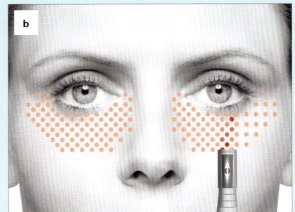
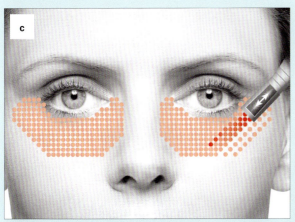
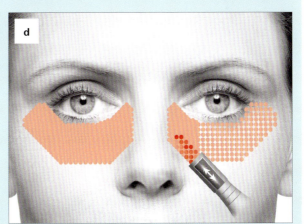

图8.25 治疗下睑区微针线路示意图：**a.** 水平移动；**b.** 垂直移动；**c.** 从左下角到右上角对角线移动；**d.** 从左上角到右下角对角线移动

8.3.4 治疗方案

求美者须知：PRP和微针

☐ 彻底洁面

☐ 在整个区域涂抹麻醉剂

☐ 封包表麻膏30～40 min

☐ 采血

☐ PRP制备

☐ 清除并用生理盐水去除残留表麻膏

☐ 用皮肤消毒剂对整个下睑区进行消毒

☐ 下睑区的微针刺入深度为0.5 mm

☐ 渗入PRP

☐ 敷上保湿面膜

☐ 涂抹保湿乳液

求美者治疗后须知

☐ 24～48 h后即可化妆

☐ 晚上涂抹保湿乳液

☐ 预防紫外线

☐ 2～6周后再次治疗

☐ 如有相关易感倾向，则进行疱疹预防治疗

8.3.5 操作步骤（→图8.26～图8.33）

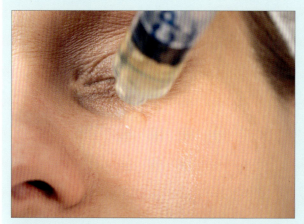

图8.26 治疗前：对皮肤进行消毒，并将PRP滴注到治疗部位，使电动微针笔的笔尖能轻松滑过皮肤

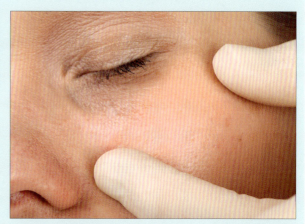

图8.27 用拇指和食指沿细纹或皱纹方向轻轻拉伸皮肤

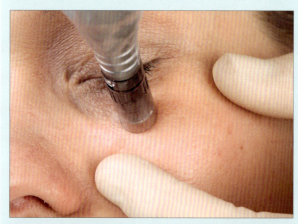

图8.28 用电动微针笔（12针针头一次性耗材）进行治疗。在微针治疗过程中，将PRP一滴一滴地滴注到该区域。PRP相当于润滑剂，使电动微针笔的笔尖能够在皮肤上轻松滑动。在微针操作过程中，将0.5～1 mL PRP渗入该区域

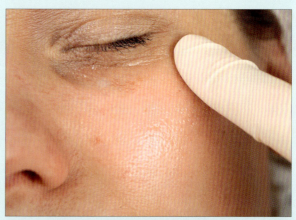

图8.29 微针治疗后，将PRP涂抹在整个下睑区，并轻轻按摩至吸收

8.3.6 求美者须知

由于该区域的表皮和真皮层非常薄，治疗后可能会出现血肿或水肿，特别是微针刺入太深时。在术前谈话期间，需要告知求美者这一点。

治疗后即刻，皮肤会发红，并可能出现紧绷感或疼痛感。这些现象在接下来的几小时内会消失。可以涂抹舒缓霜。需要几周后才能显现治疗效果。在治疗后至少2周内，务必始终做好防晒工作。建议对易感求美者进行疱疹预防治疗：治疗后，嘱求美者服用400 mg阿昔洛韦，第2天口服400 mg阿昔洛韦，每次1片，每日3次。

8.3.7 特别注意事项

可以通过直接注射PRP，并结合手针注射至骨膜，治疗明显的眼袋或黑眼圈，必要时可以联合透明质酸进行治疗。

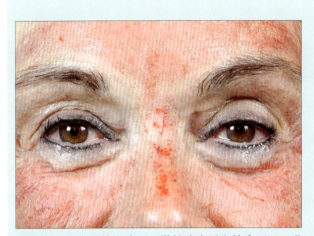

图8.30　治疗后的下睑区：微针治疗后和按摩至PRP吸收后，该区域的皮肤会发红

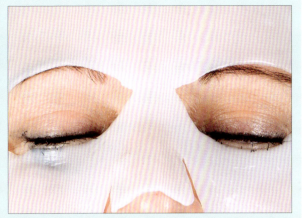

图8.31　治疗后，敷上生物纤维面膜，保持30 min。这款面膜只含水分，不含其他添加剂，具有降温效果，可以减轻肿胀

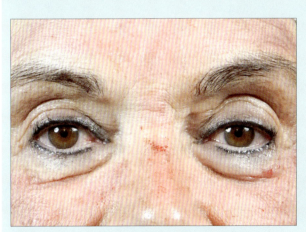

图8.32　敷上保湿面膜后，发红现象即刻明显消退

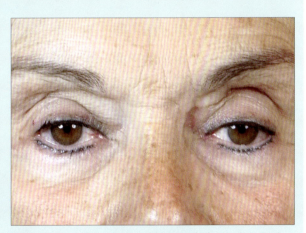

图8.33　首次治疗后4周，下睑区的皮肤明显变得紧致、光滑

8

8.4 口周区

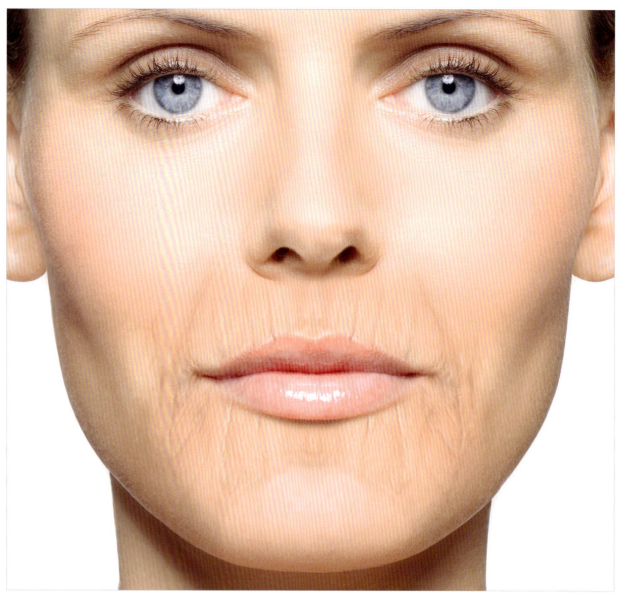

图8.34 口周区的细小径向纹路

8

8.4.1 检查结果

口周区的皮下组织非常薄。随着年龄的增长，会形成辐射状或径向纹路（→图8.34）。诱发因素为口轮匝肌大量活动、过度暴露于阳光和尼古丁滥用等。

8.4.2 求美者选择/适应证评估

PRP和微针联合治疗可以对非常浅的细纹和皱纹产生积极的作用。口轮匝肌活动增加引起的动态皱纹无法用此方法进行治疗。明显的口周纹通常很难治疗。

8.4.3　微针示意图

治疗口周区→微针线路示意图（→图8.35）

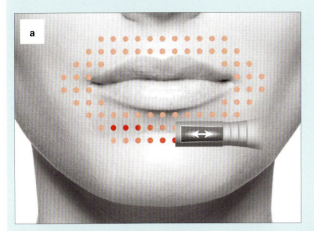
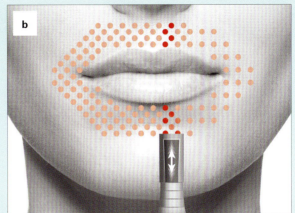
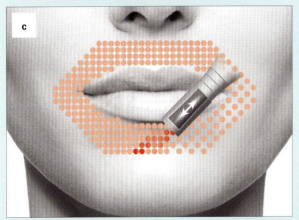
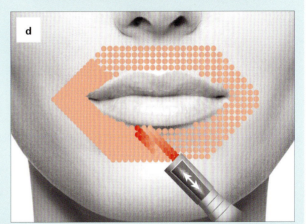

图8.35　治疗口周区微针线路示意图：**a.** 水平移动；**b.** 垂直移动；**c.** 从左下角到右上角对角线移动；**d.** 从左上角到右下角对角线移动

8.4.4　治疗方案

求美者须知：PRP和微针

- □ 彻底洁面
- □ 在整个区域涂抹麻醉剂
- □ 封包表麻膏30～40 min
- □ 采血
- □ PRP制备
- □ 清除并用生理盐水去除残留表麻膏
- □ 用皮肤消毒剂对整个口周区进行消毒
- □ 口周区微针刺入深度为0.5～1.5 mm
- □ 渗入PRP
- □ 敷上保湿面膜
- □ 涂抹保湿乳液

求美者治疗后须知

- □ 24～48 h后即可化妆
- □ 晚上涂抹保湿乳液
- □ 预防紫外线
- □ 2～6周后再次治疗
- □ 如有相关易感倾向，则进行疱疹预防治疗

8

8.4.5 操作步骤（→图8.36～图8.44）

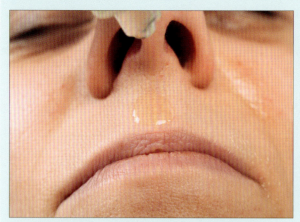

图8.36 治疗前：对皮肤进行消毒，并将PRP滴注到治疗部位，使电动微针笔的笔尖能轻松滑过皮肤

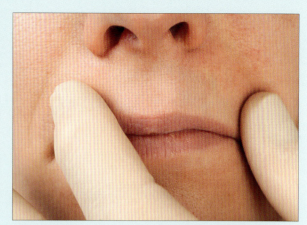

图8.37 用拇指和食指沿细纹或皱纹方向轻轻拉伸皮肤

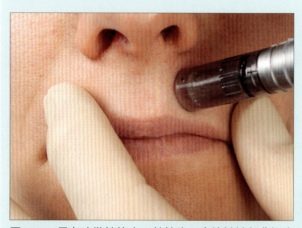

图8.38 用电动微针笔（12针针头一次性耗材）进行治疗。在微针治疗过程中，将PRP一滴一滴地滴注到该区域。PRP相当于润滑剂，使电动微针笔的笔尖能够在皮肤上轻松滑动。在微针操作过程中，将0.5～1 mL PRP渗入该区域

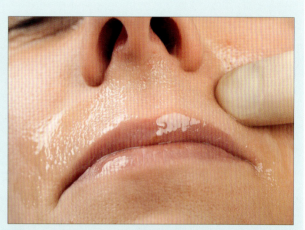

图8.39 微针治疗后，将PRP涂抹在整个上唇区域，并轻轻按摩至吸收

8.4.6 求美者须知

应告知求美者该方法的局限性，以避免求美者抱有不切实际的期望。可以适当解释下与其他方法的联合治疗选择，例如，PRP联合激光重塑、PRP联合填充物或PRP联合肉毒毒素。唇周区非常敏感，即使表面麻醉充足，仍可能出现感觉异常，例如疼痛感。这对于演奏管乐器的专业音乐家求美者尤其重要。

治疗后即刻，皮肤会发红，并可能有紧绷感或疼痛感。这些现象在接下来的几小时内会消失。可以涂抹舒缓霜。需要几周后才能显现治疗效果。在治疗后至少2周内，务必始终做好防晒工作。建议对易感求美者进行疱疹预防治疗：治疗后，求美者服用400 mg阿昔洛韦，第2天服用400 mg阿昔洛韦，每次1片，每日3次。

8.4.7 特别注意事项

唇周区特别敏感，容易疼痛。因此，当使用适当的乳膏进行浅表麻醉时，重要的是要确保其作用足够长的时间，并且包括朱红色的唇缘。针刺应至唇缘边缘。

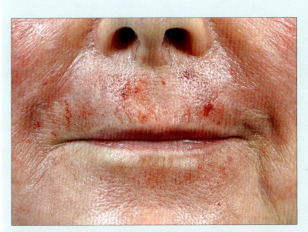

图8.40 微针联合和PRP治疗至按摩吸收后，口周区立即发红，唇缘肿胀

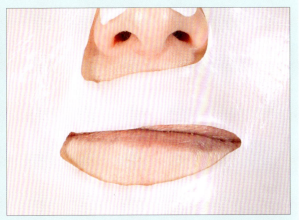

图8.41 治疗后，敷上生物纤维面膜，保持30 min。这款面膜只含水分，不含其他添加剂，具有降温效果，可以减轻肿胀

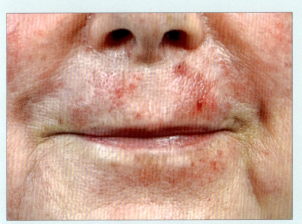

图8.42 敷上清凉保湿面膜30 min后，红肿消退

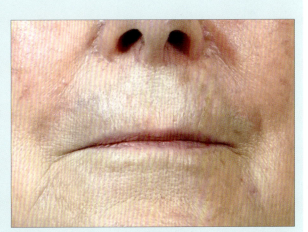

图8.43 治疗后几小时，皮肤已经恢复，发红现象完全消退

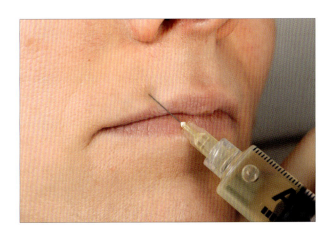

图8.44 更深或明显的纹路和皱纹也可以在微针治疗后结合手针直接注射PRP来治疗

8

8.5 鼻唇沟区

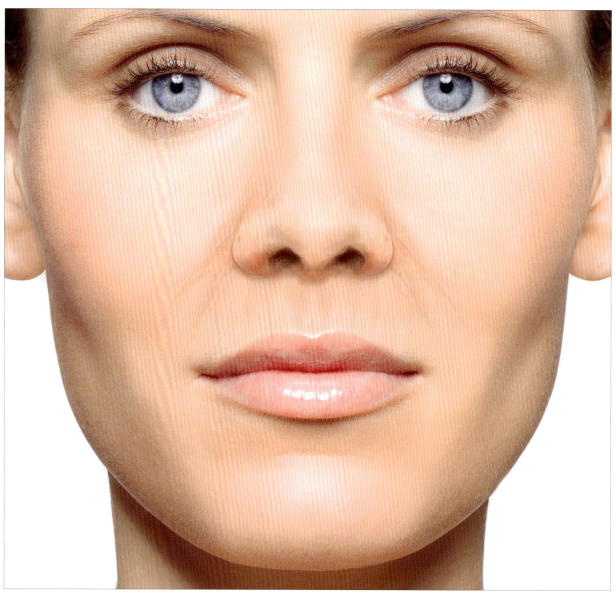

图8.45 鼻唇沟细纹

8.5.1 检查结果

鼻唇沟区多多少少都会有明显的纹路，这些纹路称为鼻唇皱褶，伴随着皮肤弹性的变化而出现相关变化（→图8.45）。在大多数情况下，患者深受鼻唇沟和下颌线日益下垂影响外貌带来的困扰。

8.5.2 求美者选择/适应证评估

PRP和微针联合治疗可以紧致皮肤表面，改善其整体光滑度和丰盈度，使皮肤外观更加均匀。仅使用PRP和微针治疗较深、较明显的鼻唇沟的效果不佳或几乎没有效果。可以通过直接向鼻唇沟注射PRP或PRP与透明质酸的混合物进行辅助治疗。在信息发布期间，应告知患者这一点。

8.5.3 →微针示意图

治疗鼻唇沟区→微针线路示意图（→图8.46）

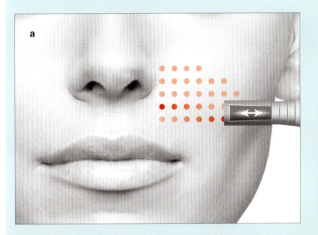 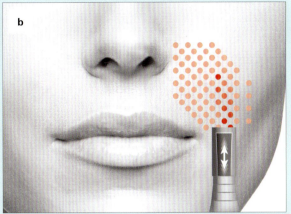

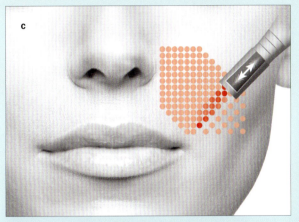 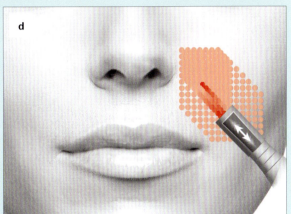

图8.46 治疗鼻唇沟区微针线路示意图：**a.** 水平移动；**b.** 垂直移动；**c.** 从左下角到右上角对角线移动；**d.** 从左上角到右下角对角线移动

8.5.4 治疗方案

求美者须知：PRP和微针（**图8.51**）

- ☐ 彻底洁面
- ☐ 在整个区域涂抹麻醉剂
- ☐ 封包表麻膏30～40 min
- ☐ 采血
- ☐ PRP制备
- ☐ 清除并用生理盐水去除残留表麻膏
- ☐ 用皮肤消毒剂对整个鼻唇沟区进行消毒
- ☐ 鼻唇沟区微针刺入深度为1.0～1.5 mm
- ☐ 渗入PRP

- ☐ 敷上保湿面膜（图8.52）
- ☐ 涂抹保湿乳液

求美者治疗后须知

- ☐ 24～48 h后即可化妆
- ☐ 晚上涂抹保湿乳液
- ☐ 预防紫外线
- ☐ 2～6周后重复该手术
- ☐ 如有相关易感倾向，则进行疱疹预防治疗

8.5.5 操作步骤（→图8.47～图8.54）

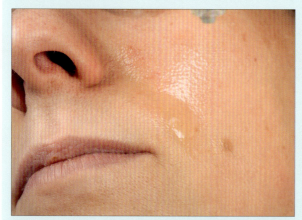

图8.47 治疗前：对皮肤进行消毒，并将PRP滴注到治疗部位，使电动微针笔的笔尖能轻松滑过皮肤

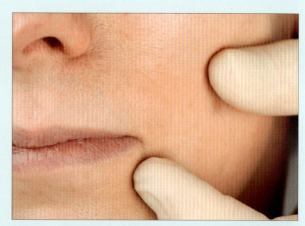

图8.48 用拇指和食指沿细纹或皱纹方向轻轻拉伸皮肤

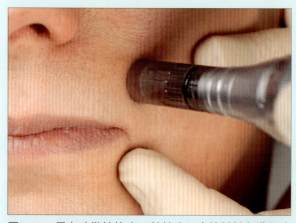

图8.49 用电动微针笔（12针针头一次性耗材）进行治疗。在微针治疗过程中，将PRP一滴一滴地滴注到鼻唇沟区。PRP相当于润滑剂，使电动微针笔的笔尖能够在皮肤上轻松滑动

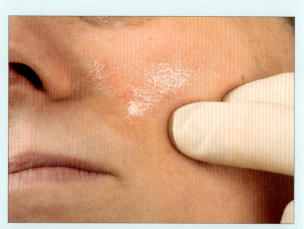

图8.50 微针治疗后，将PRP涂抹在整个鼻唇沟区，并轻轻按摩至吸收

8.5.6 求美者须知

治疗后即刻，皮肤会发红，类似晒伤，并且可能会有紧绷感或疼痛感。这些现象在接下来的几小时内会消失。可以涂抹舒缓霜。需要几周后才能显现治疗效果。在治疗后至少2周内，务必始终做好防晒工作。建议对易感求美者进行疱疹预防治疗：治疗后，求美者服用400 mg阿昔洛韦，第2天服用400 mg阿昔洛韦，每次1片，每日3次。

8.5.7 特别注意事项

直接注射PRP也可用于治疗较深或明显的鼻唇沟（→图8.55）。需要告知求美者，如果鼻唇沟和下颌下垂较明显，治疗后不会完全矫正。可以使用合适的填充剂进一步填充鼻唇沟，并结合溶脂或脂肪抽吸术进行治疗。

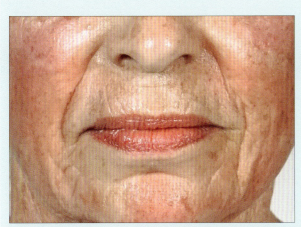

图8.51　微针联合PRP治疗至按摩吸收后，鼻唇沟区发红，类似轻度晒伤

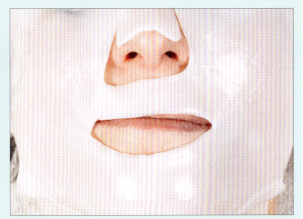

图8.52　治疗后，敷上生物纤维面膜，保持30 min。这款面膜只含水分，不含其他添加剂，具有降温效果，可以减轻肿胀

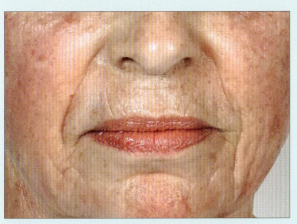

图8.53　敷上冰爽降温保湿面膜后，发红现象即刻明显消退

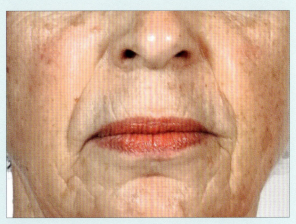

图8.54　治疗后几小时，皮肤即会恢复，发红现象完全消退

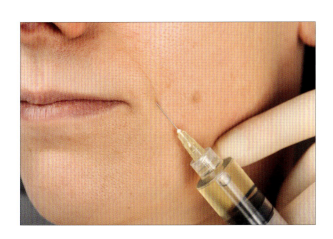

图8.55　更深或明显的鼻唇沟也可以在微针术后结合手针直接注射PRP来治疗

8.6 颏部

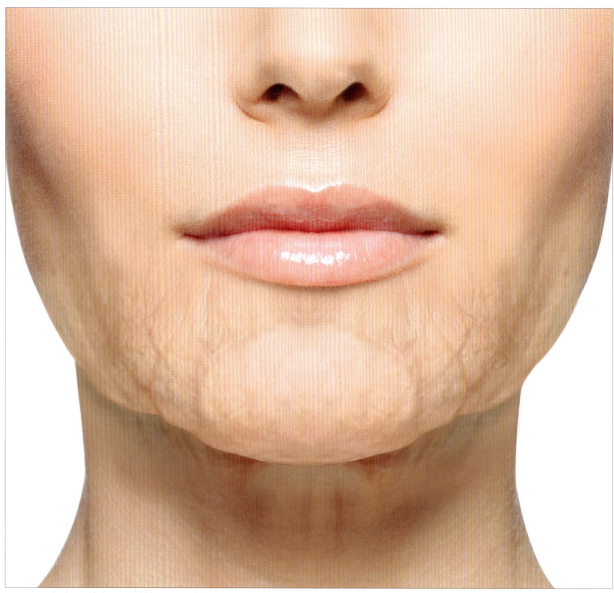

图8.56 颏部"鹅卵石"样皱纹和细木偶纹

8.6.1 检查结果

颏部皮肤弹性年龄相关变化最为明显（→图8.56）。与面部表情纹一样，木偶纹非常突出。另一种皮肤变化是所谓的"鹅卵石"样颏部，是颏肌间歇性收缩所致，表现为颏部区域皮肤表面繁杂、不规则、鹅卵石状结构。

8.6.2 求美者选择/适应证评估

PRP和微针联合治疗可以对非常浅层的皮肤弹性变化产生积极的作用。这可以使皮肤变紧致并焕发光彩。

8.6.3 →微针示意图

治疗颏部→微针线路示意图（→图8.57）

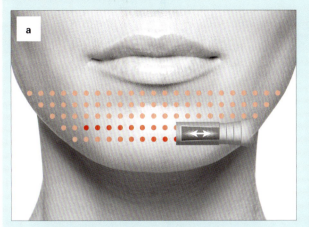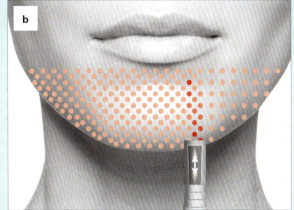

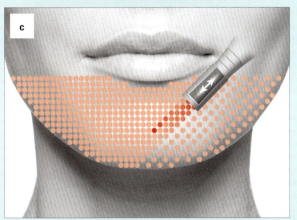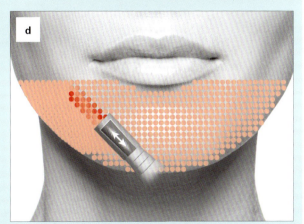

图8.57 治疗颏部微针线路示意图：**a.** 水平移动；**b.** 垂直移动；**c.** 从左下角到右上角对角线移动；**d.** 从左上角到右下角对角线移动

8.6.4 治疗方案

求美者须知：PRP和微针

☐ 彻底洁面

☐ 在整个区域涂抹麻醉剂

☐ 封包表麻膏30 ~ 40 min

☐ 采血

☐ PRP制备

☐ 清除并用生理盐水去除残留表麻膏

☐ 用皮肤消毒剂对整个颏部进行消毒

☐ 颏部微针刺入深度为1.0 ~ 1.5 mm

☐ 渗入PRP

☐ 敷上保湿面膜

☐ 涂抹保湿乳液

求美者治疗后须知

☐ 24 ~ 48 h后即可化妆

☐ 晚上涂抹保湿乳液

☐ 预防紫外线

☐ 2 ~ 6周后再次治疗

☐ 如有相关易感倾向，则进行疱疹预防治疗

8.6.5 操作步骤（→图8.58～图8.65）

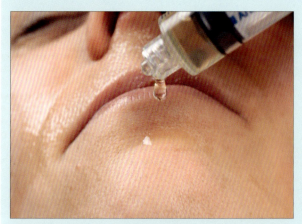

图8.58 治疗前：对皮肤进行消毒，并将PRP滴注到治疗部位，使电动微针笔的笔尖能轻松滑过皮肤

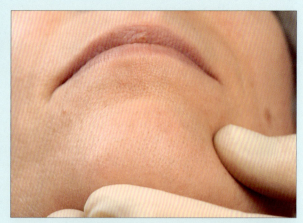

图8.59 用拇指和食指沿细纹或皱纹方向轻轻拉伸皮肤

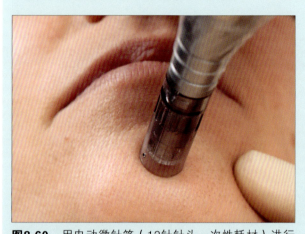

图8.60 用电动微针笔（12针针头一次性耗材）进行治疗。在微针治疗过程中，将PRP一滴一滴地滴注到额部。PRP相当于润滑剂，使电动微针笔的笔尖能够在皮肤上轻松滑动

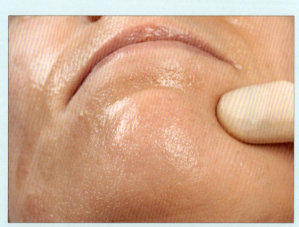

图8.61 微针治疗后，将PRP涂抹在整个额部，并轻轻按摩至吸收

8.6.6 求美者须知

治疗后即刻，皮肤会发红，类似晒伤，并且可能会有点紧绷感或疼痛感。这些现象在接下来的几小时内会消失。可以涂抹舒缓霜。需要几周后才能显现治疗效果。在治疗后至少2周内，务必始终做好防晒工作。建议对易感求美者进行疱疹预防治疗：治疗后，嘱求美者服用400 mg阿昔洛韦，第2天服用400 mg阿昔洛韦，每次1片，每日3次。

8.6.7 特别注意事项

如果面部表情纹以及木偶纹在静息时较为明显，即使接受了PRP治疗，也不会完全矫正。应告知求美者这一点，以避免求美者抱有不切实际的期望。如需要，可以在之前或之后进行额外的肉毒毒素治疗或填充剂增强治疗（或两者联合治疗）。直接注射PRP也可用于治疗较细小的皱纹（→图8.66）。

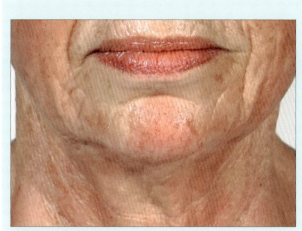

图8.62 微针联合PRP治疗至按摩吸收后，颏部发红，类似轻度晒伤

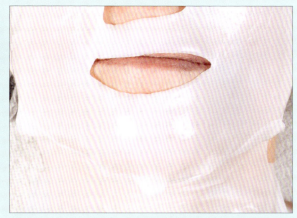

图8.63 治疗后，敷上生物纤维面膜，保持30 min。这款面膜只含水分，不含其他添加剂，具有降温效果，可以减轻肿胀

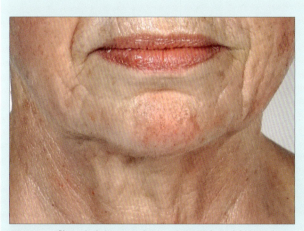

图8.64 敷上冰凉保湿面膜后，发红现象即刻明显消退

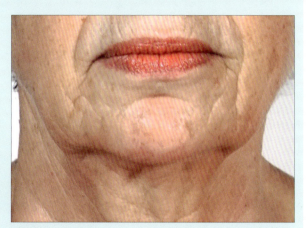

图8.65 治疗后几小时，皮肤已经恢复，发红现象完全消退

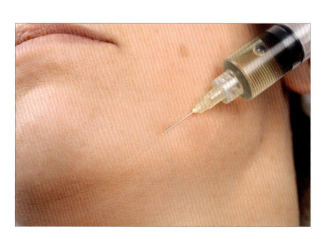

图8.66 直接注射PRP也可用于治疗颏部较细小的皱纹

8

8.7 面颊/面侧

8

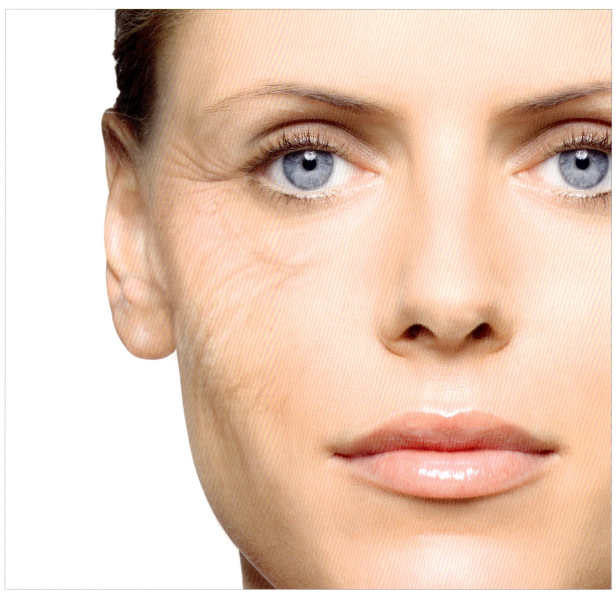

图8.67 面颊的皮肤显示出细小的浅表皱纹

8.7.1 检查结果

随着年龄的增长，面颊的弹性会发生变化。皮肤外观变得更加不规则，出现细皱纹、色素沉着斑点或凹陷（→图8.67）。

8.7.2 求美者选择/适应证评估

微针联合PRP或直接注射PRP治疗，可令皮肤外观格外光滑。

8.7.3 →微针示意图

治疗面颊/面侧→微针线路示意图（→图8.68）

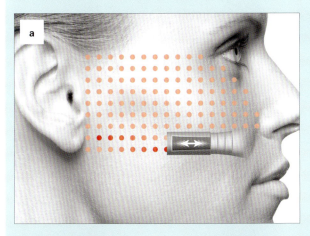
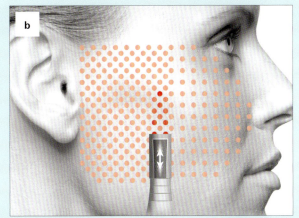
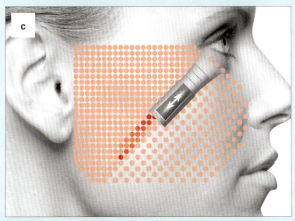
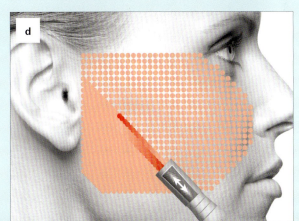

图8.68 治疗面颊/面侧微针线路示意图：**a.** 水平移动；**b.** 垂直移动；**c.** 从左下角到右上角对角线移动；**d.** 从左上角到右下角对角线移动

8.7.4 治疗方案

求美者须知：PRP和微针

☐ 彻底洁面

☐ 在整个区域涂抹麻醉剂

☐ 封包表麻膏30～40 min

☐ 采血

☐ PRP制备

☐ 清除并用生理盐水去除残留表麻膏

☐ 用皮肤消毒剂对整个面颊区进行消毒

☐ 面颊区微针刺入深度为0.75～1.5 mm

☐ 渗入PRP

☐ 敷上保湿面膜

☐ 涂抹保湿乳液

求美者治疗后须知

☐ 24～48 h后即可化妆

☐ 晚上涂抹保湿乳液

☐ 预防紫外线

☐ 2～6周后再次治疗

☐ 如有相关易感倾向，则进行疱疹预防治疗

8.7.5 操作步骤（→图8.69～图8.75）

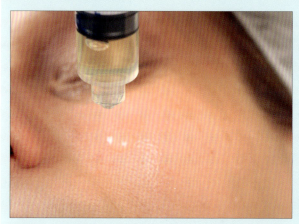

图8.69 治疗前：对皮肤进行消毒，并将PRP滴注到治疗部位，使电动微针笔的笔尖能轻松滑过皮肤

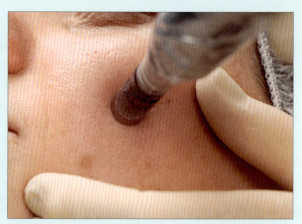

图8.70 用电动微针笔（12针针头一次性耗材）进行治疗。用拇指和食指沿细纹或皱纹方向轻轻拉伸皮肤。在治疗过程中，将PRP一滴一滴地滴注到面颊区。PRP相当于润滑剂，使电动微针笔的笔尖能够在皮肤上轻松滑动

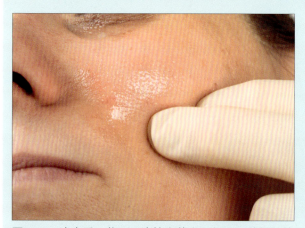

图8.71 治疗后，将PRP涂抹在整个面颊区，并轻轻按摩至吸收

8.7.6 求美者须知

治疗后即刻，皮肤会发红，并可能有紧绷感或疼痛感。这些现象在接下来的几小时内会消失。可以涂抹舒缓霜。需要几周后才能显现治疗效果。在治疗后至少2周内，务必始终做好防晒工作。建议对易感求美者进行疱疹预防治疗：治疗后，嘱求美者服用400 mg阿昔洛韦，第2天服用400 mg阿昔洛韦，每次1片，每日3次。

8.7.7 特别注意事项

如果凹陷、痤疮瘢痕较深，对浅表微针联合PRP的反应效果较差。在微针联合PRP治疗时，治疗深度需要更深（刺入深度为1.5～2 mm）。直接注射PRP也可用于治疗较细小的皱纹（→图8.76）。

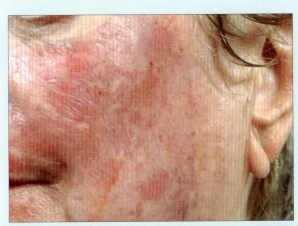

图8.72 微针联合PRP治疗按摩至PRP吸收后，面颊区发红，类似轻度晒伤

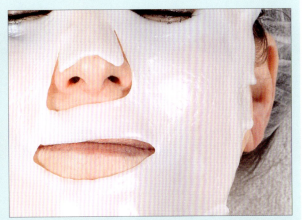

图8.73 治疗后，敷上生物纤维面膜，保持30 min。这款面膜只含水分，不含其他添加剂，具有降温效果，可以减轻肿胀

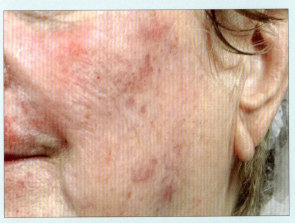

图8.74 敷上冰凉保湿面膜后，发红现象即刻明显消退

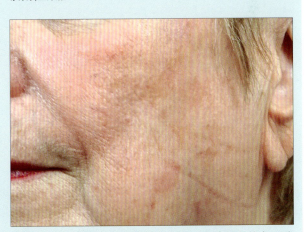

图8.75 治疗后，只需等待几小时，皮肤即可恢复，发红现象完全消退

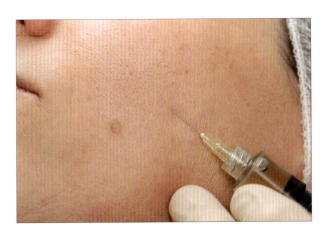

图8.76 选择性直接注射PRP也可用于治疗轻度凹陷

8

8.8 鼻部

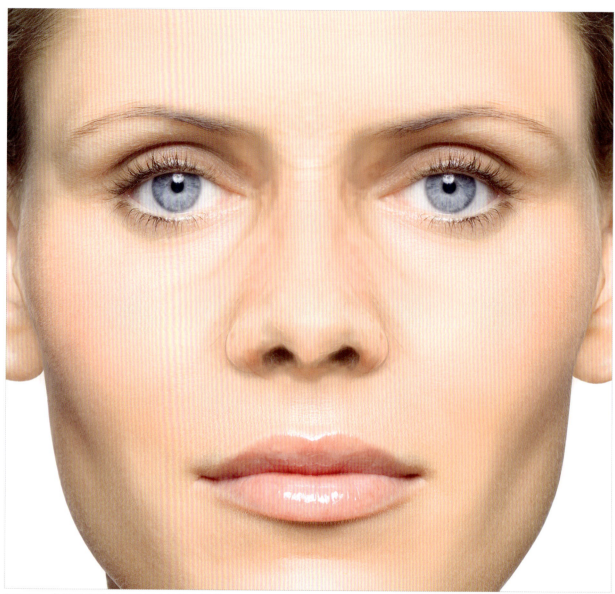

图8.77 鼻部的皮肤显示出细小的浅表皱纹

8.8.1 检查结果

随着年龄的增长，鼻部皮肤弹性会发生变化。上部区域形成细皱纹，并且由于表情肌肉活动加剧（→图8.77），鼻背和鼻翼上的细小浅表血管导致皮肤发红。

8.8.2 求美者选择/适应证评估

PRP联合微针治疗可以轻松改善鼻部皮肤的外观。经过2～3次治疗后，皮肤看起来更加紧致清爽。

8.8.3 →微针示意图

治疗鼻部→微针线路示意图（→图8.78）

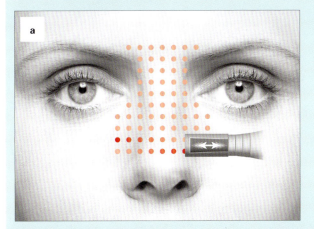
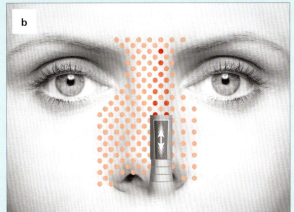
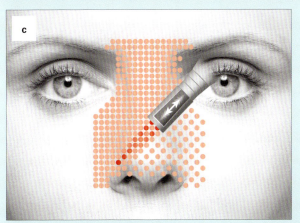
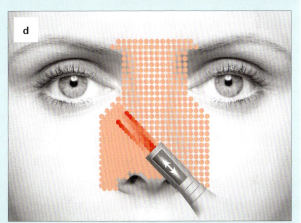

图8.78 治疗鼻部微针线路示意图：**a.** 水平移动；**b.** 垂直移动；**c.** 从左下角到右上角对角线移动；**d.** 从左上角到右下角对角线移动

8.8.4 治疗方案

求美者须知：PRP和微针

☐ 彻底洁面

☐ 在整个区域涂抹麻醉剂

☐ 封包表麻膏30～40 min

☐ 采血

☐ 制备PRP

☐ 清除并用生理盐水去除残留表麻膏

☐ 对整个鼻部进行消毒

☐ 鼻部微针治疗：鼻背刺入深度为0.5 mm，鼻侧/鼻翼刺入深度为0.75～1.5 mm

☐ 渗入PRP

☐ 敷上保湿面膜

☐ 涂抹保湿乳液

求美者治疗后须知

☐ 24～48 h后即可化妆

☐ 晚上涂抹保湿乳液

☐ 预防紫外线

☐ 2～6周后再次治疗

☐ 如有相关易感倾向，则进行疱疹预防治疗

8

8.8.5 操作步骤（→图8.79～图8.86）

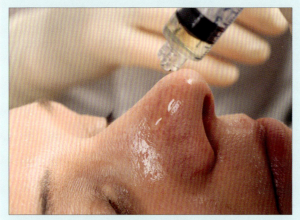

图8.79 治疗前：对皮肤进行消毒，并将PRP滴注到治疗部位，使电动微针笔的笔尖能轻松滑过皮肤

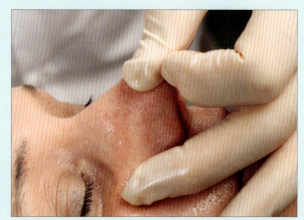

图8.80 用拇指和食指沿细纹或皱纹方向轻轻拉伸皮肤

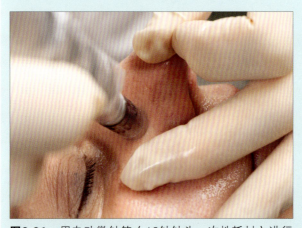

图8.81 用电动微针笔（12针针头一次性耗材）进行治疗。在微针治疗过程中，将PRP一滴一滴地滴注到鼻部。PRP相当于润滑剂，使电动微针笔的笔尖能够在皮肤上轻松滑动

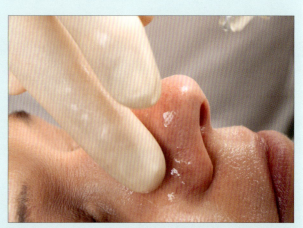

图8.82 治疗后，将PRP涂抹在整个鼻部，并轻轻按摩至吸收

8.8.6 求美者须知

治疗后即刻，皮肤会发红，类似晒伤，并且可能会有紧绷感或疼痛感。这些现象在接下来的几小时内会消退。可以涂抹舒缓霜。需要几周后才能显现治疗效果。在治疗后至少2周内，务必始终做好防晒工作。建议对易感求美者进行疱疹预防治疗：治疗后，嘱求美者服用400 mg阿昔洛韦，第2天服用400 mg阿昔洛韦，每次1片，每日3次。

8.8.7 特别注意事项

如果鼻梁上的皱纹在静态时较为明显，即使接受了PRP治疗，也不会完全矫正。应告知求美者这一点，以避免求美者抱有不切实际的期望。如需要，可以在治疗前或治疗后进行额外的肉毒毒素注射或填充剂增强治疗（或两者联合治疗）。直接注射PRP也可用于治疗鼻部较细小的皱纹（→图8.87）。

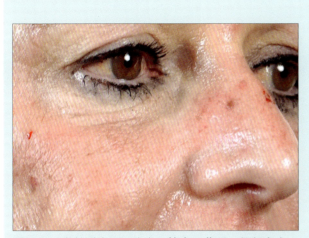

图8.83 微针联合PRP治疗至按摩吸收后，颊部变发，类似轻度晒伤

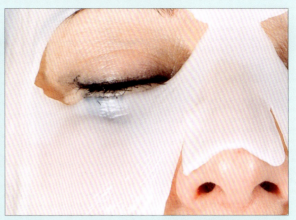

图8.84 治疗后，敷上生物纤维面膜，保持30 min。这款面膜只含水分，不含其他添加剂，具有降温效果，可以减轻肿胀

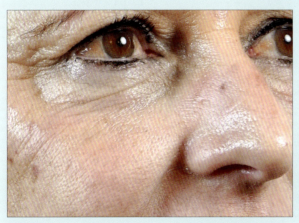

图8.85 敷上冰凉保湿面膜后，发红现象即刻明显消退

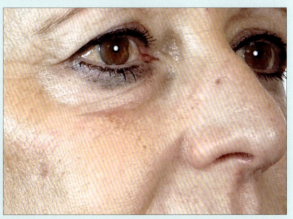

图8.86 治疗后，只需等待几小时，皮肤即可恢复，发红现象完全消退

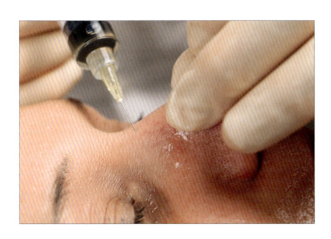

图8.87 直接注射PRP可用于治疗鼻部较细小的皱纹

8

8.9 颈部

8

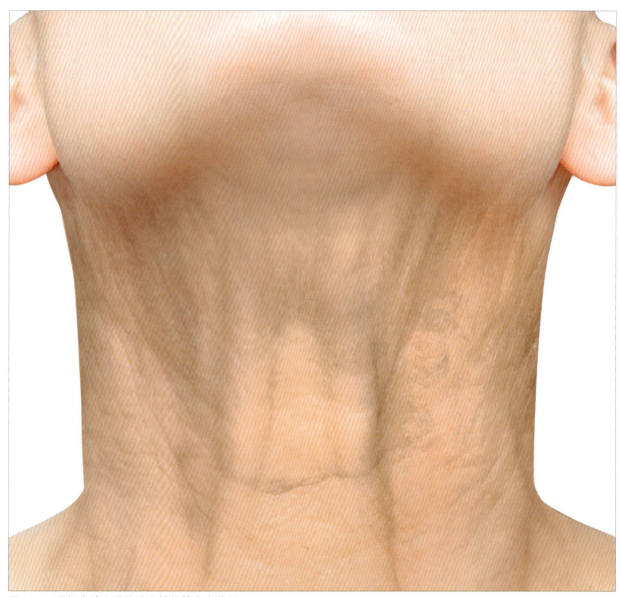

图8.88 颈部皮肤出现纹路和皱纹等衰老体征

8.9.1 检查结果

颈阔肌是常见的衰老标志。即使面部依然年轻清爽，颈阔肌表面已经变得松弛（→图8.88）。此外，随着年龄的增长，颈阔肌条索或颈阔肌带变得更加突出。

8.9.2 求美者选择/适应证评估

PRP联合微针治疗是改善颈部皮肤整体外观的绝佳方案。其功效主要是改善皮肤、紧致皮肤并使皮肤焕发光彩，使皮肤变得更加光滑紧致。可以通过直接注射PRP选择性治疗横纹。颈阔肌带或颈阔肌条索不能用此方法治疗。

8.9.3 →微针示意图

治疗颈部→微针线路示意图（→图8.89）

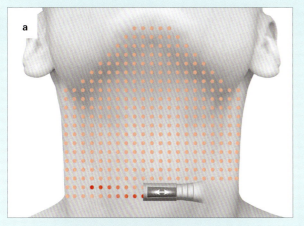
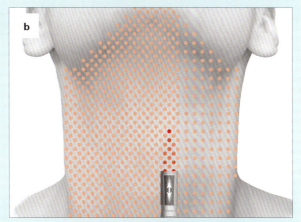
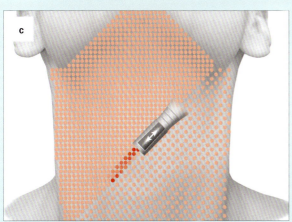
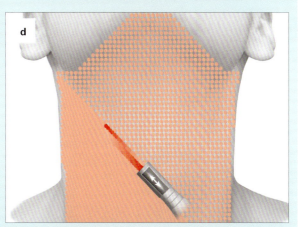

图8.89 治疗颈部微针线路示意图：**a.** 水平移动；**b.** 垂直移动；**c.** 从左下角到右上角对角线移动；**d.** 从左上角到右下角对角线移动

8.9.4 治疗方案

求美者须知：PRP和微针

□ 彻底清洁皮肤

□ 在整个区域涂抹麻醉剂

□ 封包表麻膏30～40 min

□ 采血

□ 制备PRP

□ 清除并用生理盐水去除残留表麻膏

□ 对整个颈部进行消毒

□ 颈部微针刺入深度为1.0～1.5 mm

□ 渗入PRP

□ 敷上保湿贴片面膜

□ 涂抹保湿乳液

求美者治疗后须知

□ 24～48 h后即可化妆

□ 晚上涂抹保湿乳液

□ 预防紫外线

□ 2～6周后再次治疗

□ 如有相关易感倾向，则进行疱疹预防治疗

8.9.5 操作步骤（→图8.90～图8.97）

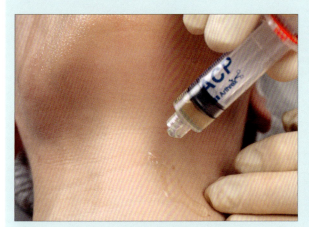

图8.90 治疗前：对皮肤进行消毒，并将PRP滴注到治疗部位，使电动微针笔的笔尖能轻松滑过皮肤

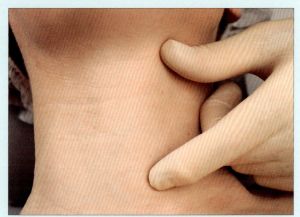

图8.91 用拇指和食指沿细纹或皱纹方向轻轻拉伸皮肤

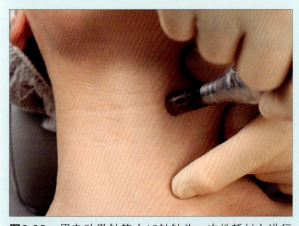

图8.92 用电动微针笔（12针针头一次性耗材）进行治疗。在微针治疗过程中，将PRP一滴一滴地滴注到颈部。PRP相当于润滑剂，使电动微针笔的笔尖能够在皮肤上轻松滑动

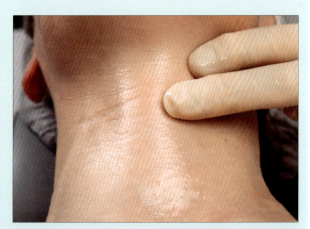

图8.93 治疗后，将PRP涂抹在整个颈部，并轻轻按摩至吸收

8.9.6 求美者须知

治疗后即刻，皮肤会发红，并可能有紧绷感或疼痛感。这些现象在接下来的几小时内会消退。可以涂抹舒缓霜。需要几周后才能显现治疗效果。在治疗后至少2周内，务必始终做好防晒工作。建议对易感求美者进行疱疹预防治疗：治疗后，嘱求美者服用400 mg阿昔洛韦，第2天服用400 mg阿昔洛韦，每次1片，每日3次。

8.9.7 特别注意事项

颈阔肌条索即使接受了PRP治疗也不会完全矫正。应告知求美者这一点，以避免求美者抱有不切实际的期望。可以通过注射肉毒毒素治疗横纹，可以在一定程度上使颈阔肌条索变得光滑。第2次治疗通过直接注射PRP也可用于治疗细小横纹（→图8.98）。

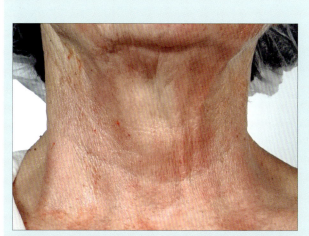

图8.94 微针联合PRP治疗至按摩吸收后，颈部立即发红

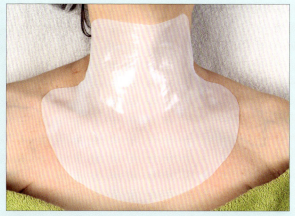

图8.95 治疗后，敷上生物纤维贴片面膜，保持30 min。这款贴片面膜只含水分，不含其他添加剂，具有降温效果，可以减轻肿胀

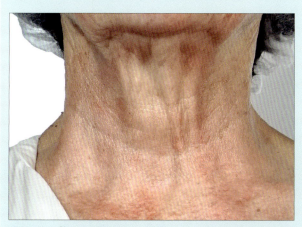

图8.96 敷上冰凉保湿贴片面膜后，发红现象即刻明显消退

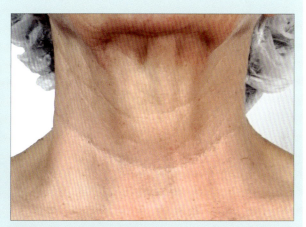

图8.97 治疗后，只需等待几小时，皮肤即可恢复，发红现象完全消退

8

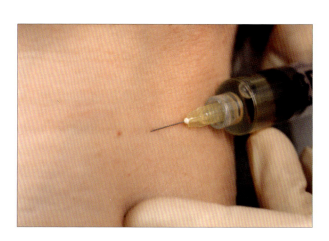

图8.98 颈部明显的皱纹可以在微针治疗后结合手针直接注射PRP来治疗

8.10 手部

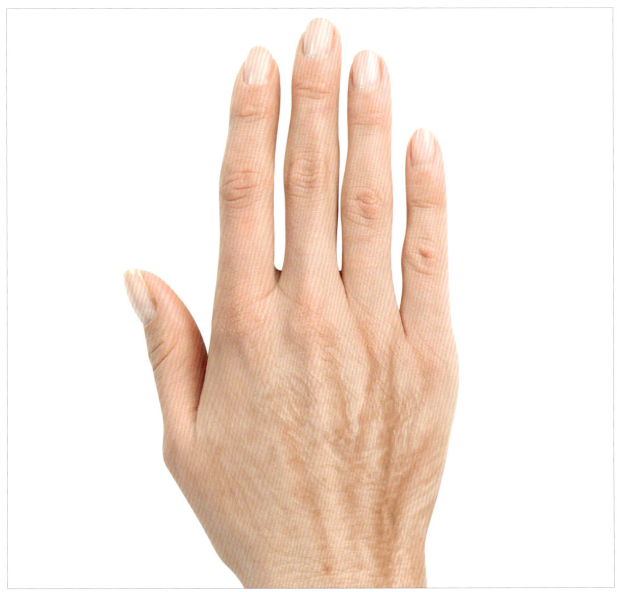

图8.99 手背皮肤的光老化性弹性组织变性

8.10.1 检查结果

环境影响不仅仅作用于面部和颈部。手部紫外线辐射防护通常不充分，导致手背皮肤的光老化性弹性组织变性（→图8.99）。微针和PRP联合治疗可以使皮肤表面"容光焕发"。

8.10.2 求美者选择/适应证评估

PRP可以改善手背皮肤的外观及其弹性。PRP应用的效果只能随着时间的推移而显现，即治疗后效果不会即刻显现。治疗后2~3周会出现显著的效果。一个行之有效的方法是治疗2~3次，再次治疗间隔2~6周，然后间隔9~12个月。

8.10.3 →微针示意图

治疗手部→微针路线示意图（→图8.100）

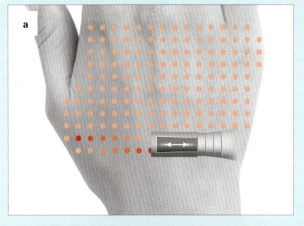
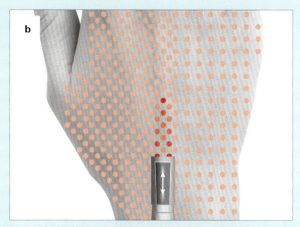
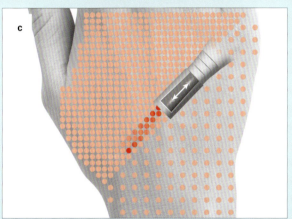
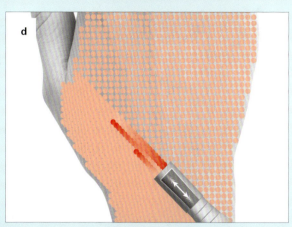

图8.100 治疗手部微针线路示意图：**a.** 水平移动；**b.** 垂直移动；**c.** 从左下角到右上角对角线移动；**d.** 从左上角到右下角对角线移动

8.10.4 治疗方案

求美者须知：PRP和微针

☐ 彻底清洁皮肤

☐ 在整个区域涂抹麻醉剂

☐ 封包表麻膏30 ~ 40 min

☐ 采血

☐ 制备PRP

☐ 清除并用生理盐水去除残留表麻膏

☐ 对整个手背进行消毒

☐ 手背微针刺入深度为0.75 ~ 1.0 mm

☐ 渗入PRP

☐ 敷上保湿贴片面膜

☐ 涂抹保湿乳液

求美者治疗后须知

☐ 24 ~ 48 h后即可化妆

☐ 晚上涂抹保湿乳液

☐ 预防紫外线

☐ 2 ~ 6周后重复该手术

8.10.5 操作步骤（→图8.101~图8.108）

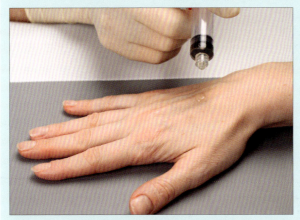

图8.101 治疗前：对皮肤进行消毒，并将PRP滴注到治疗部位，使电动微针笔的笔尖能轻松滑过皮肤

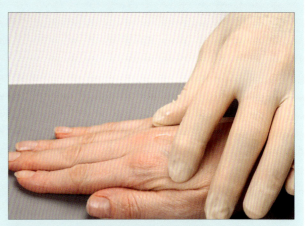

图8.102 用拇指和食指沿细纹或皱纹方向轻轻拉伸皮肤

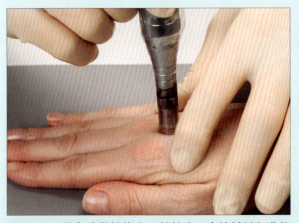

图8.103 用电动微针笔（12针针头一次性耗材）进行治疗。在微针治疗过程中，将PRP一滴一滴地滴注到手背上。PRP相当于润滑剂，使电动微针笔的笔尖能够在皮肤上轻松滑动

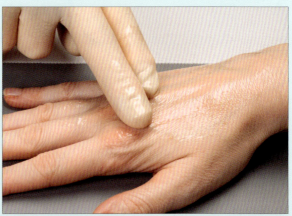

图8.104 治疗后，将PRP涂抹在整个手背，并轻轻按摩至吸收

8.10.6 求美者须知

治疗后即刻，皮肤会发红，类似晒伤，并且可能会有点紧绷感或疼痛感。这些现象在接下来的几小时内会消退。可以涂抹舒缓霜。需要几周后才能显现治疗效果。在治疗后至少2周内，务必始终做好防晒工作。

8.10.7 特别注意事项

其他手背PRP浅表治疗方案包括与以下治疗方式联合应用：填充、化学剥脱术、激光剥脱术。在骨隆起和肌腱上进行微针治疗时务必小心谨慎（→图8.109）。

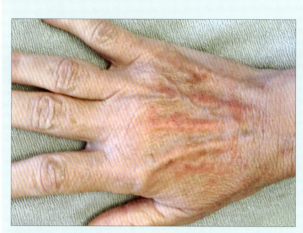

图8.105 微针联合PRP治疗至按摩吸收后，手背立即发红

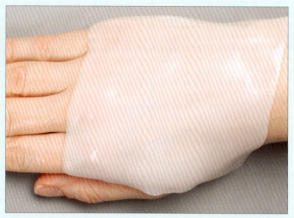

图8.106 治疗后，敷上生物纤维贴片面膜，保持30 min。这款贴片面膜只含水分，不含其他添加剂，具有降温效果，可以减轻肿胀

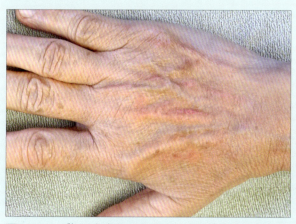

图8.107 敷上冰凉保湿面膜后，发红现象即刻明显消退

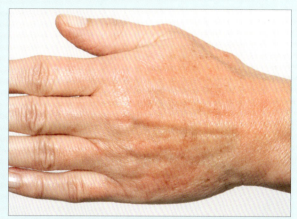

图8.108 治疗后，只需等待几小时，皮肤即可恢复，发红现象完全消退

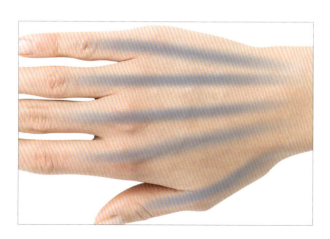

图8.109 在骨隆起和肌腱上进行微针治疗时务必小心谨慎

9 案例

Case histories

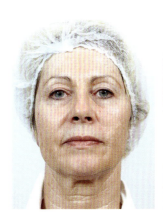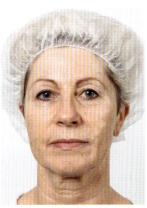

求美者1，女，59岁

问题：
暴露于紫外线区域的皮肤出现慢性光损伤。

期望：
外观清爽，减少纹路和皱纹，紧致皮肤。

部位：
面部、颈部、手部。

既往治疗：
激光去除躯干脂溢性角化病、医学美容治疗、面部70%果酸剥脱术。

PRP治疗：
面部3次、颈部3次、手部3次。

–平均疼痛程度：0（VAS 0~10）。
–不发痒。
–轻度发红。

治疗效果：
面部外观更加清爽，色素沉着大大均匀化，纹路和细纹/皱纹显著减少，在所有治疗区域的纹理改善方面取得了非常好的效果，在深层皱纹减少方面取得了良好的效果。

满意度：
求美者基本满意。

9

9

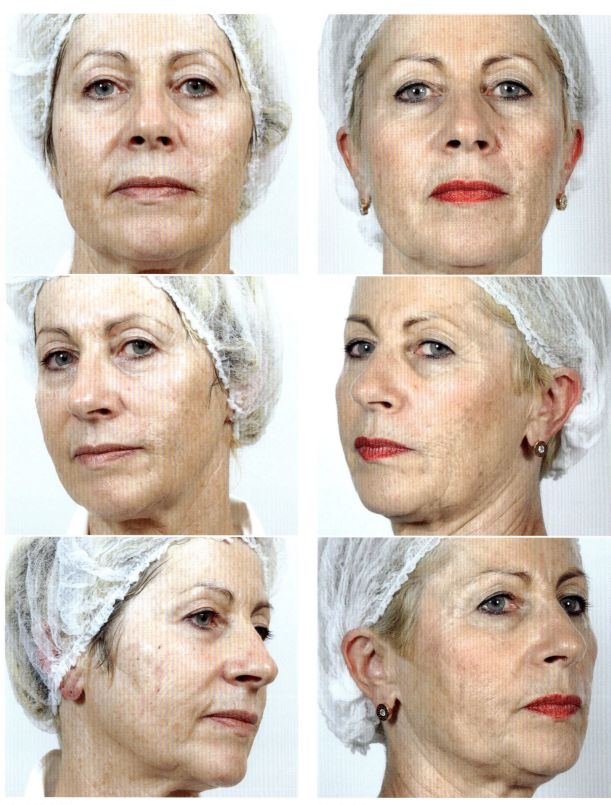

第1次治疗前　　　　　　　　　　　　第2次治疗后4周

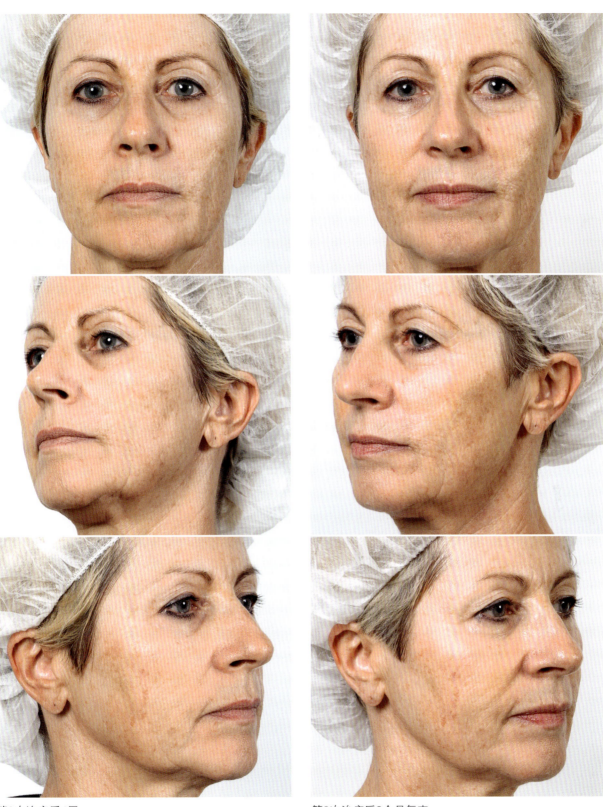

第3次治疗后4周

第3次治疗后3个月复查

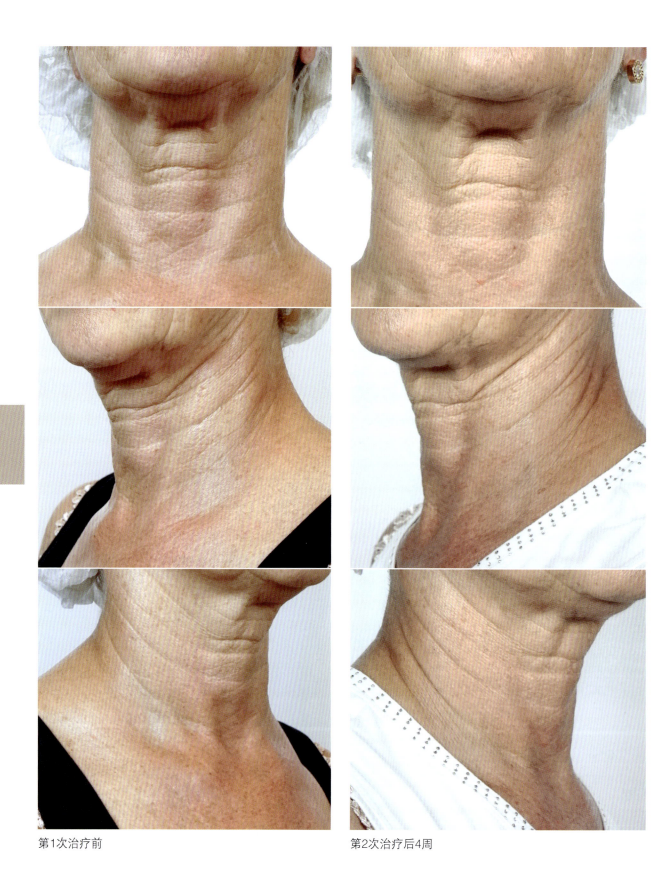

第1次治疗前　　　　　　　　　　　　第2次治疗后4周

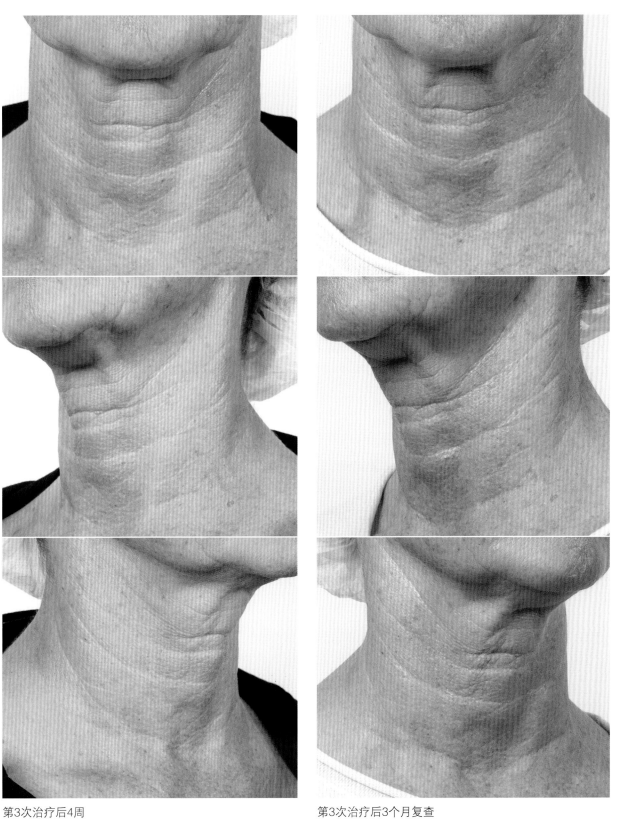

第3次治疗后4周

第3次治疗后3个月复查

9

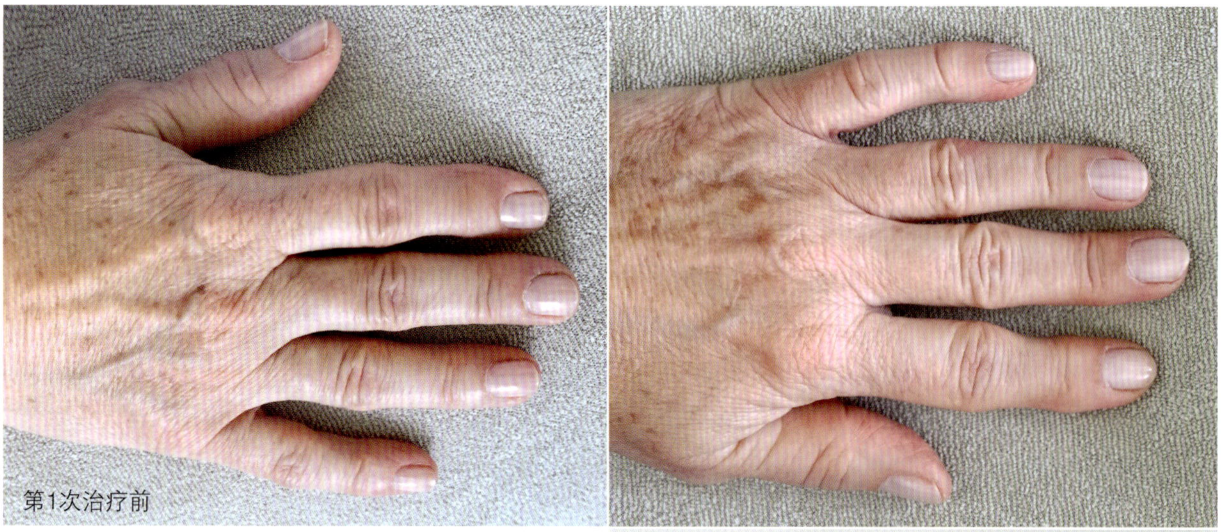

第1次治疗前

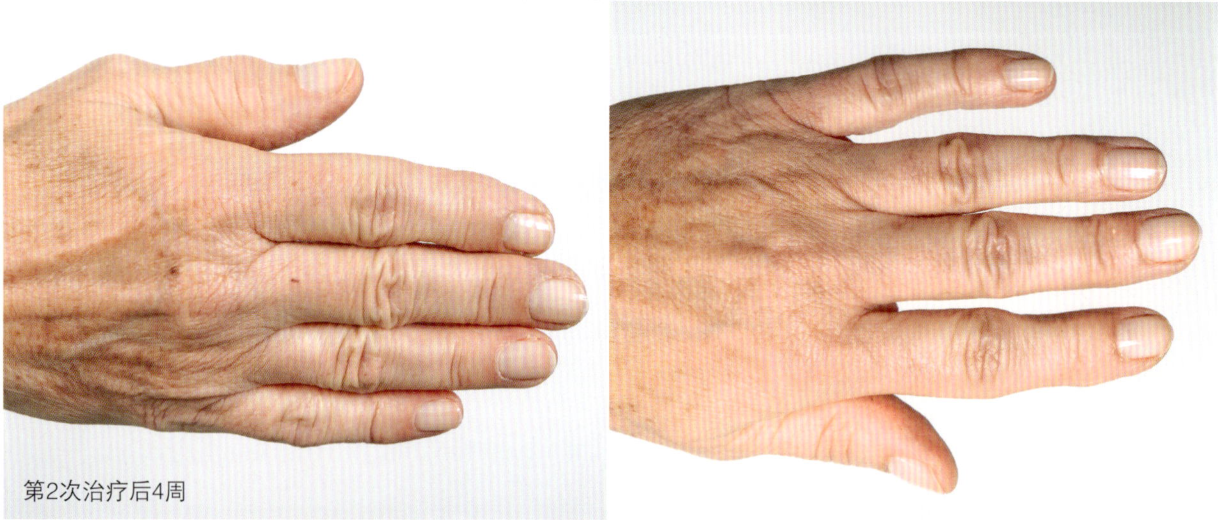

第2次治疗后4周

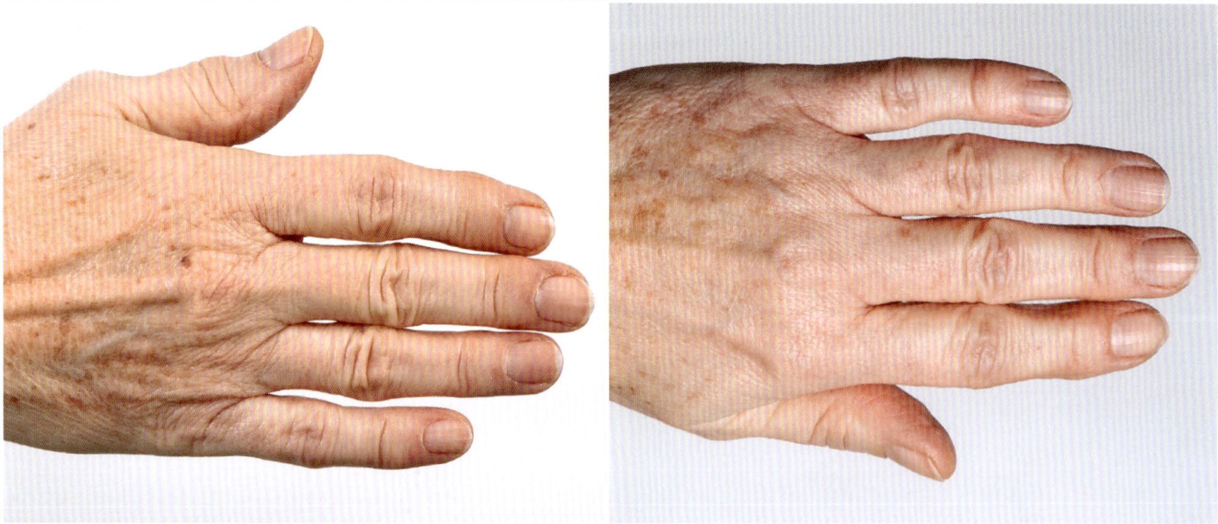

第3次治疗后3个月复查

9

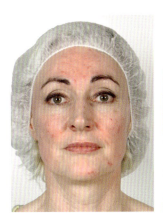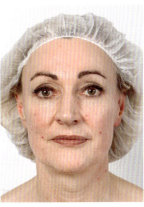

求美者2，女，46岁

问题：

眼周初现皱纹，皮肤质地非常脆弱。

期望：

改善皮肤平滑度。

部位：

面部、颈部。

既往治疗：

肉毒毒素和填充剂注射。

PRP治疗：

面部3次、颈部3次。

–平均疼痛程度轻度：1（VAS 0～10）。

–几乎没有任何发痒感。

–明显发红，持续数天。

治疗效果：

面部外观更加清爽，眶周皱纹明显减少，整个面部的毛囊炎明显减少，在改善纹理方面取得了非常好的效果。

满意度：

求美者主观上满意。

9

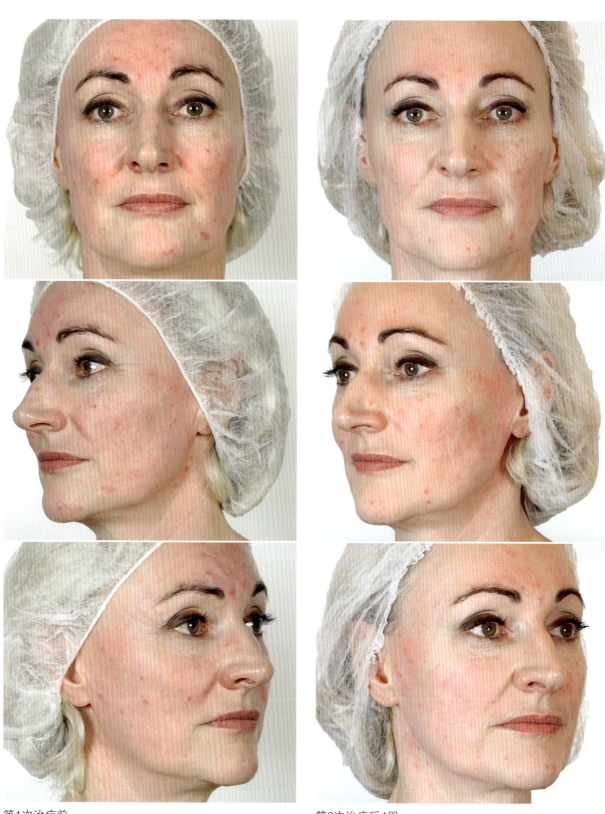

第1次治疗前   第2次治疗后4周

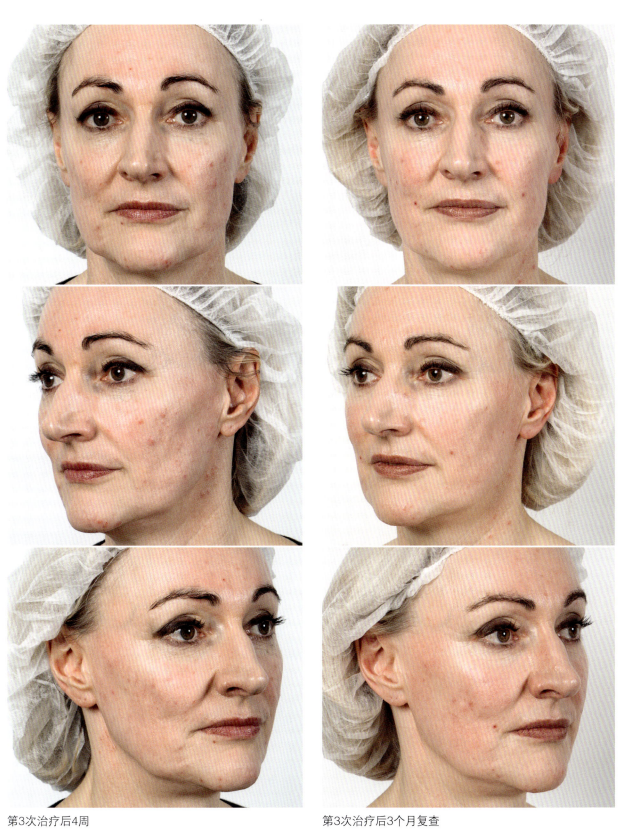

第3次治疗后4周

第3次治疗后3个月复查

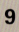

9

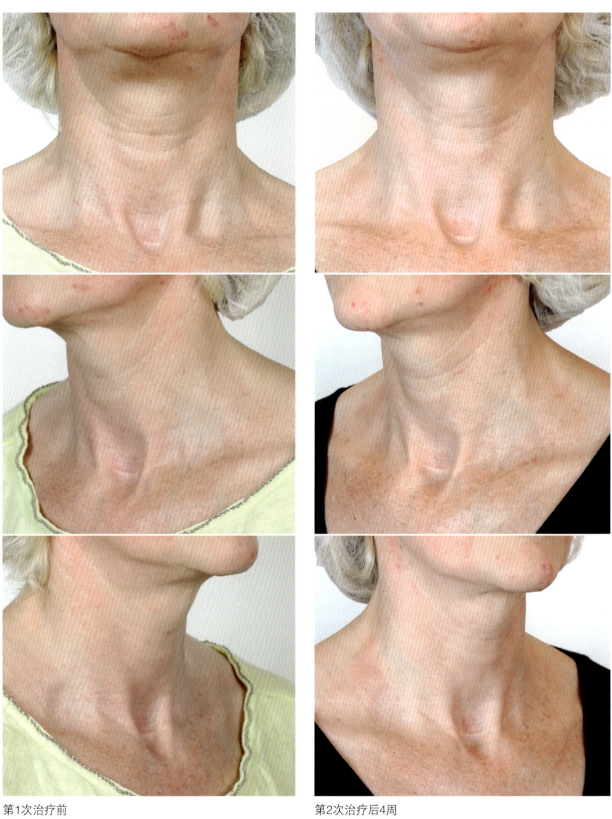

第1次治疗前   第2次治疗后4周

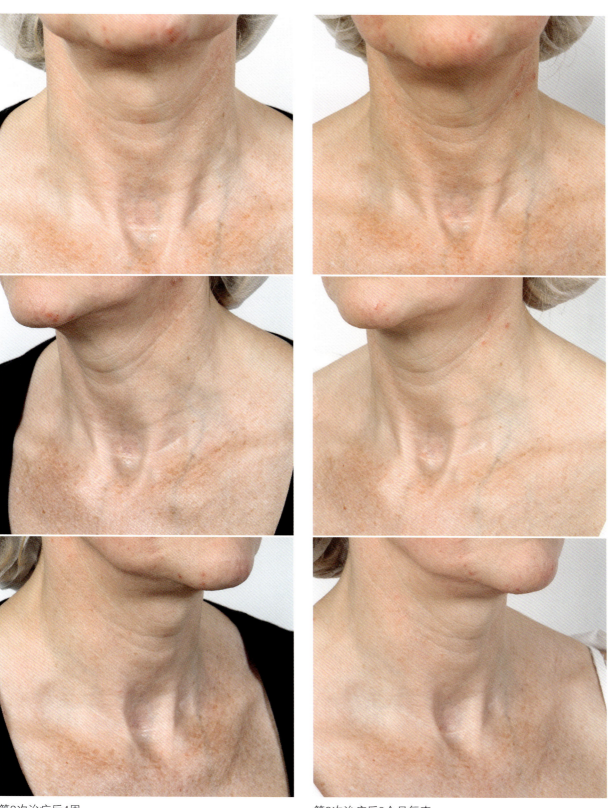

第3次治疗后4周

第3次治疗后3个月复查

9

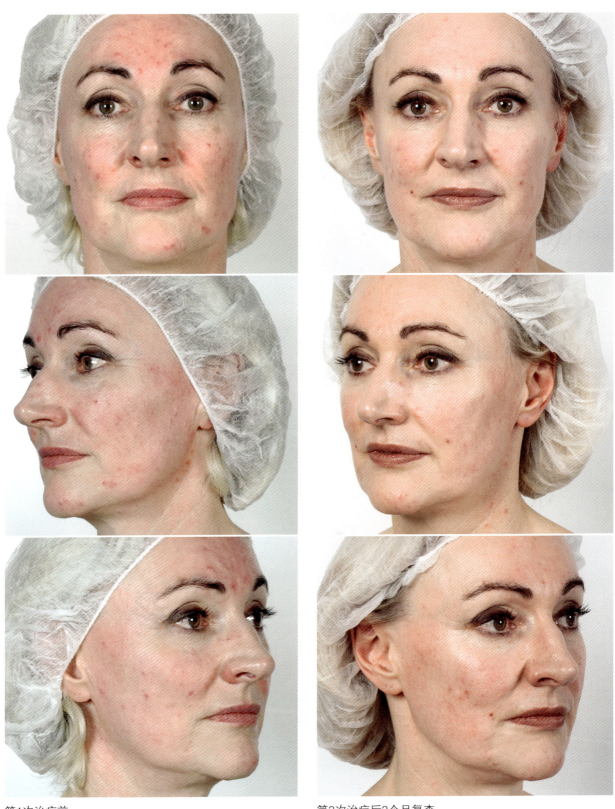

第1次治疗前

第3次治疗后3个月复查

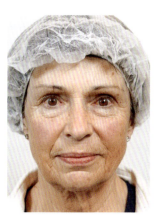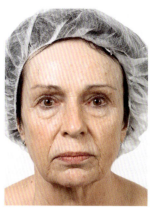

求美者3，女，67岁

问题：
皮肤松弛症。

期望：
外观清爽，减少纹路和皱纹，紧致皮肤。

部位：
面部、颈部、手部。

既往治疗：
1年前激光脱毛。

PRP治疗：
面部3次、颈部3次、手部2次。

–平均疼痛程度：2.5（VAS 0～10）。
–不发痒。
–中度发红。

治疗效果：
面部外观更加清爽，颧骨和眶下区的纹路和皱纹显著减少，纹路和皱纹全面减少，PRP/微针治疗的所有区域的纹理得到改善，紧致效果可能会更加明显。

满意度：
治疗效果总体令求美者满意。

9

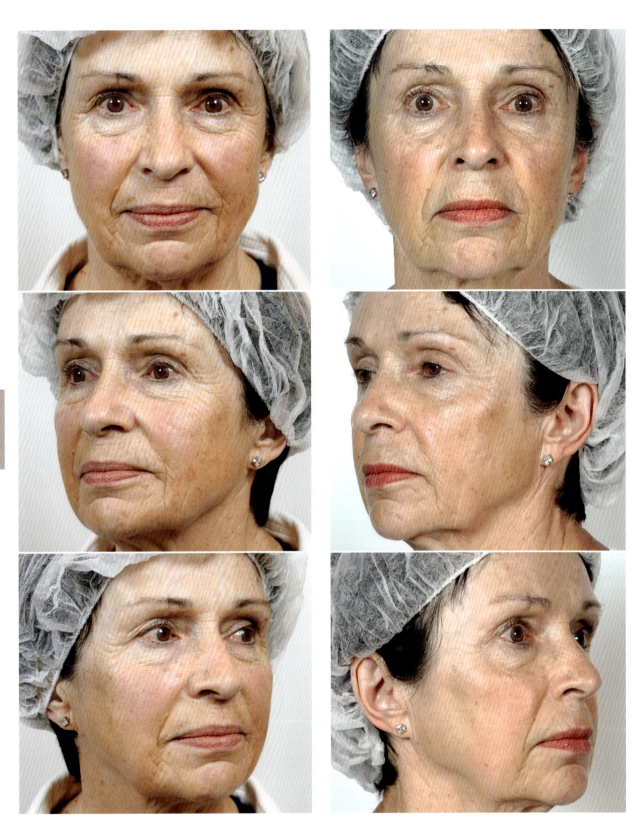

第1次治疗前　　　　　　　　　　　　　　第1次治疗后4周

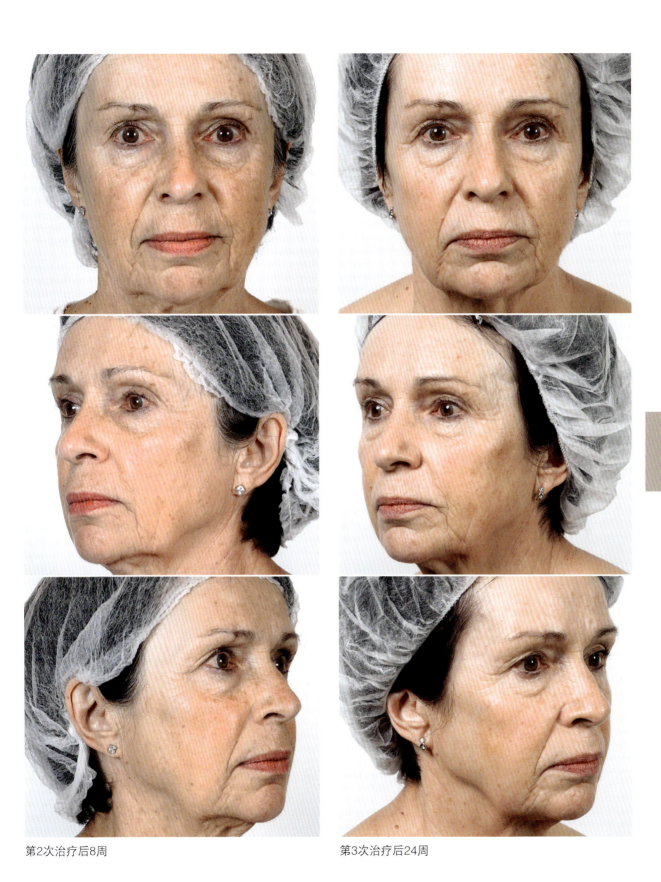

第2次治疗后8周

第3次治疗后24周

第1次治疗前   第1次治疗后4周

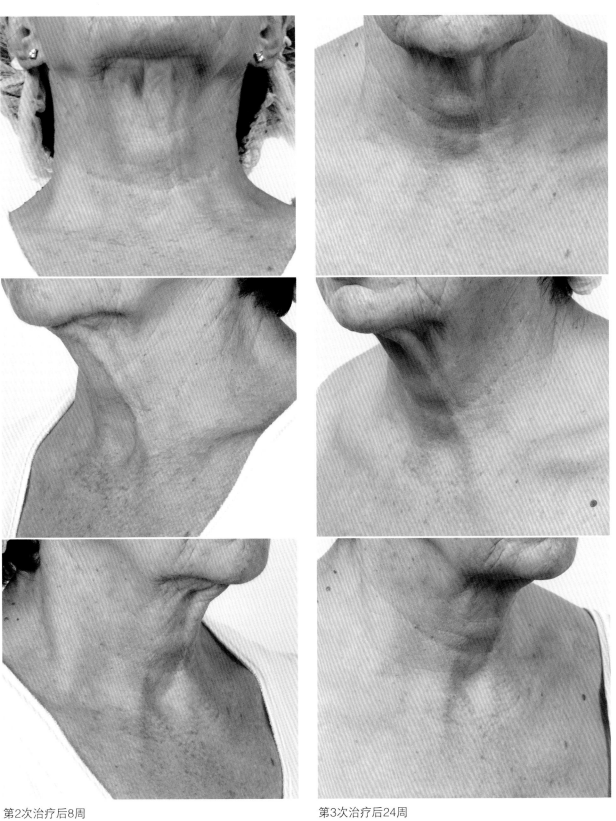

第2次治疗后8周

第3次治疗后24周

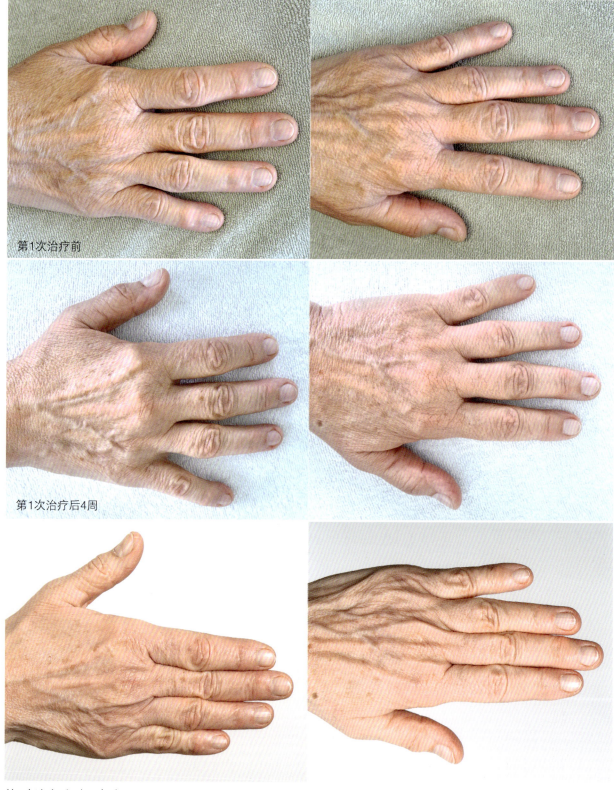

第1次治疗前

第1次治疗后4周

第2次治疗后7个月复查

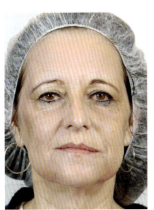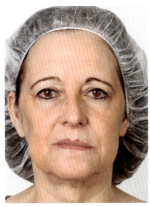

求美者4，女，52岁

问题：

求美者的皮肤在长期透析后出现变化，伴有色素沉着和面色蜡黄。

期望：

改善丰盈度、结构和面部肤色。

部位：

面部、颈部。

既往治疗：

肉毒毒素、填充剂注射。

PRP治疗：

面部3次、颈部2次。

–平均疼痛程度：1（VAS 0～10）。
–颈部区域明显且部分持续瘙痒。
–几乎没有任何发红。

治疗效果：

面部外观更加清爽，整个治疗区域的细纹明显减少，皮肤紧致效果较明显，颈部效果更加明显。

满意度：

求美者主观上非常满意。

9

9

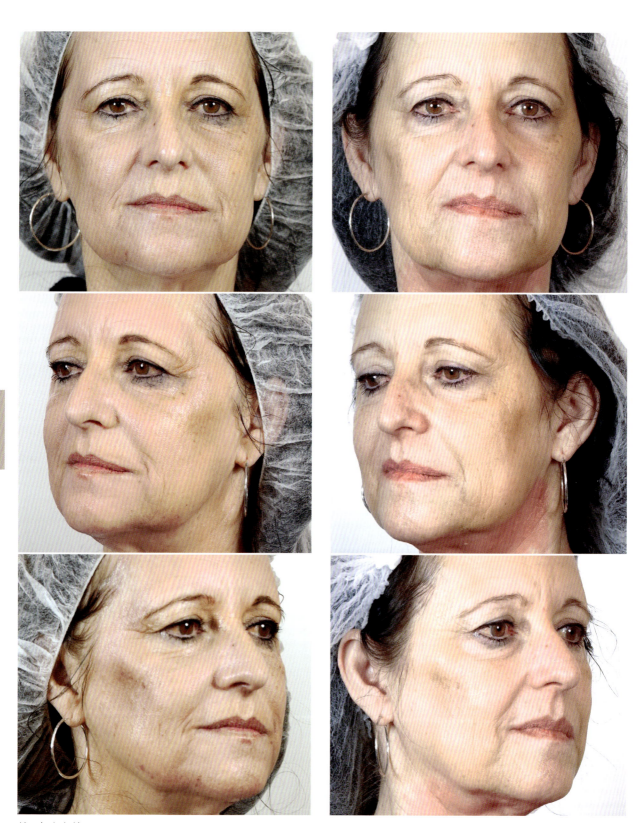

第1次治疗前   第1次治疗后4周

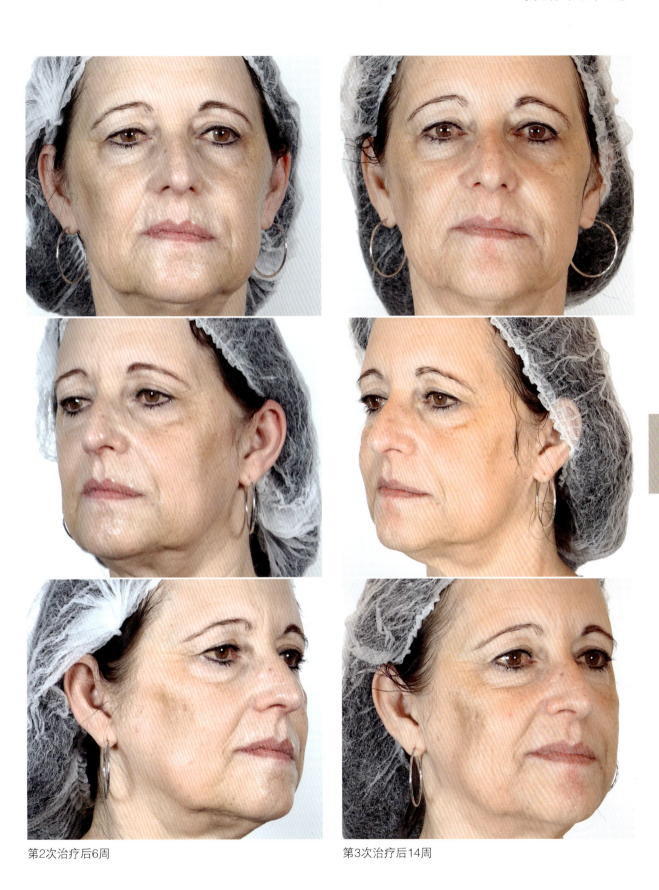

第2次治疗后6周

第3次治疗后14周

9

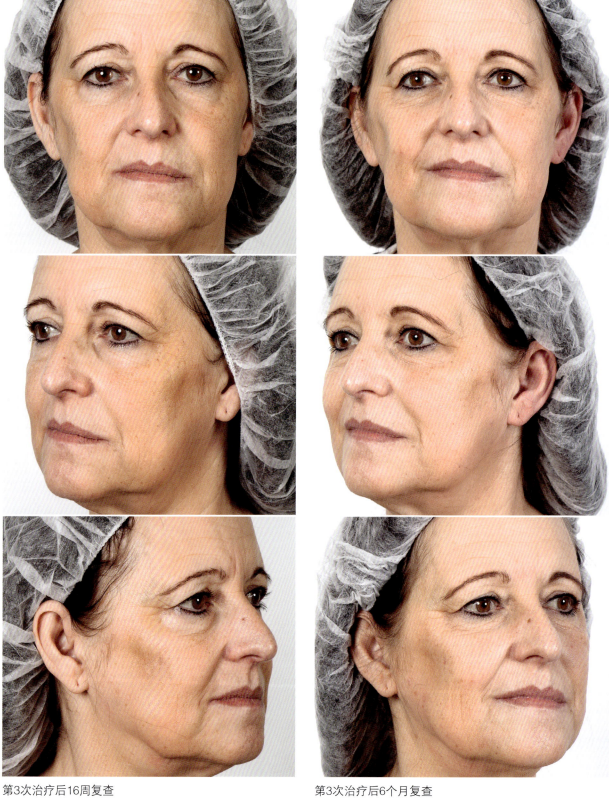

第3次治疗后16周复查   第3次治疗后6个月复查

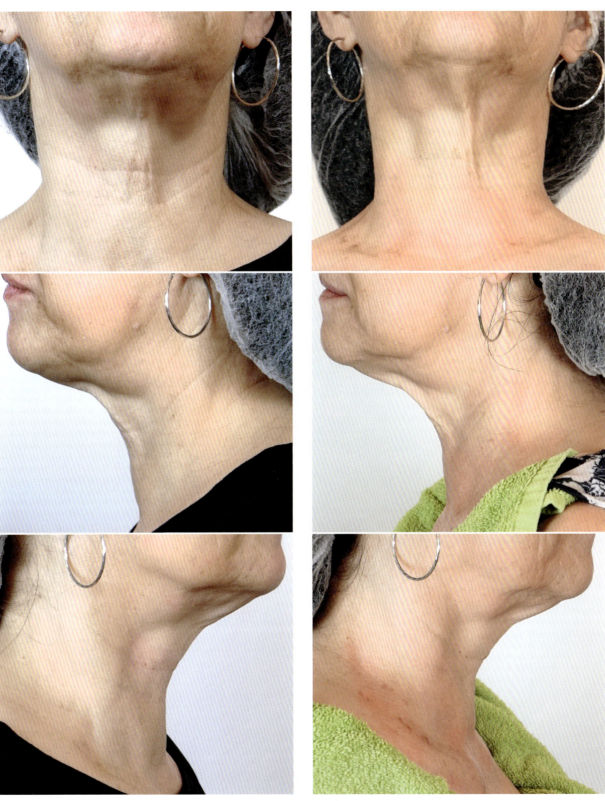

第1次治疗前

第1次治疗后6周

9

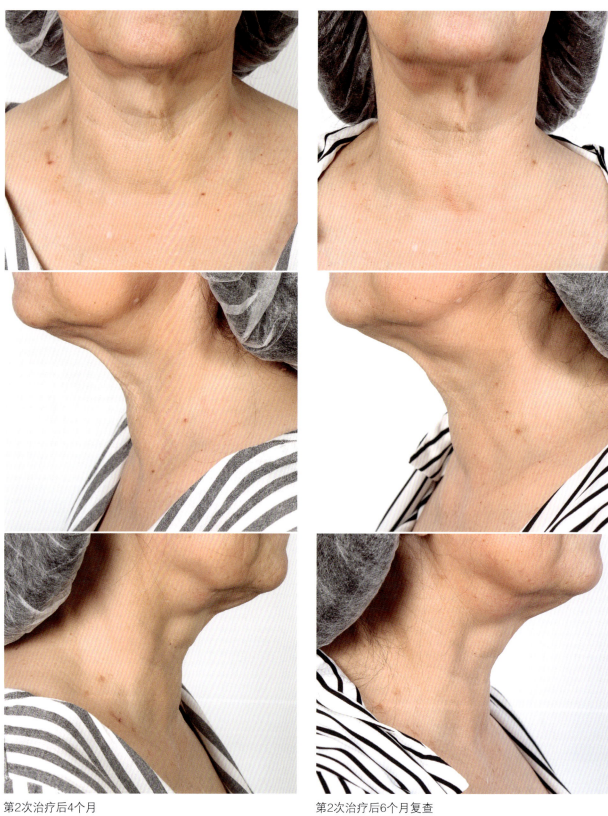

第2次治疗后4个月　　　　　　　　　　　第2次治疗后6个月复查

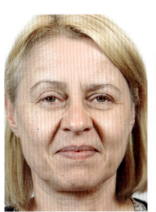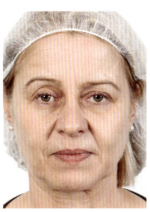

求美者5，女，55岁

问题：
皱纹、皮肤松弛、"苦瓜"脸。

期望：
减少纹路和皱纹，紧致皮肤。

部位：
面部。

既往治疗：
非剥脱性点阵和剥脱性点阵激光治疗、医学美容治疗。

PRP治疗：
面部4次。

—平均疼痛程度轻度：1（VAS 0~10）。
—几乎没有任何发痒感。
—离散发红，持续时间较短。

治疗效果：
面部外观更加清爽，颈部和眼周的纹理显著改善，色素沉着减少，紧致效果更加明显。

满意度：
求美者主观上满意。

9

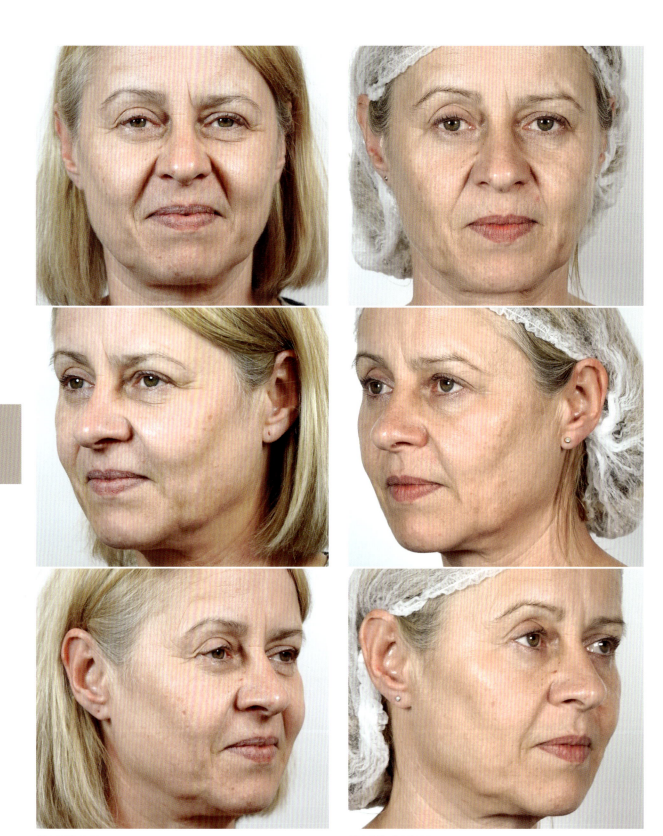

第1次治疗前　　　　　　　　　　　　　　　　第1次治疗后6周

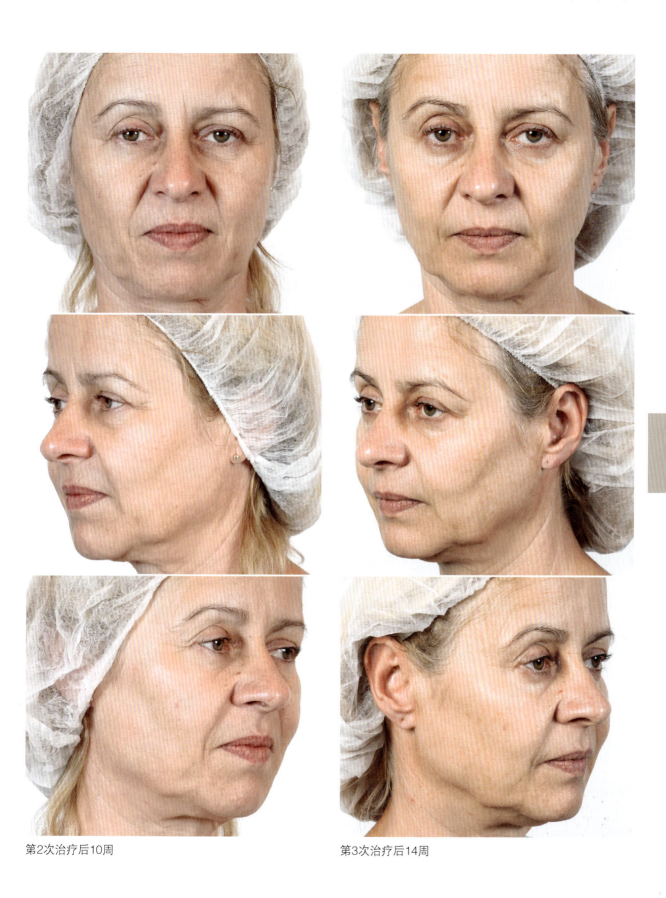

第2次治疗后10周

第3次治疗后14周

9

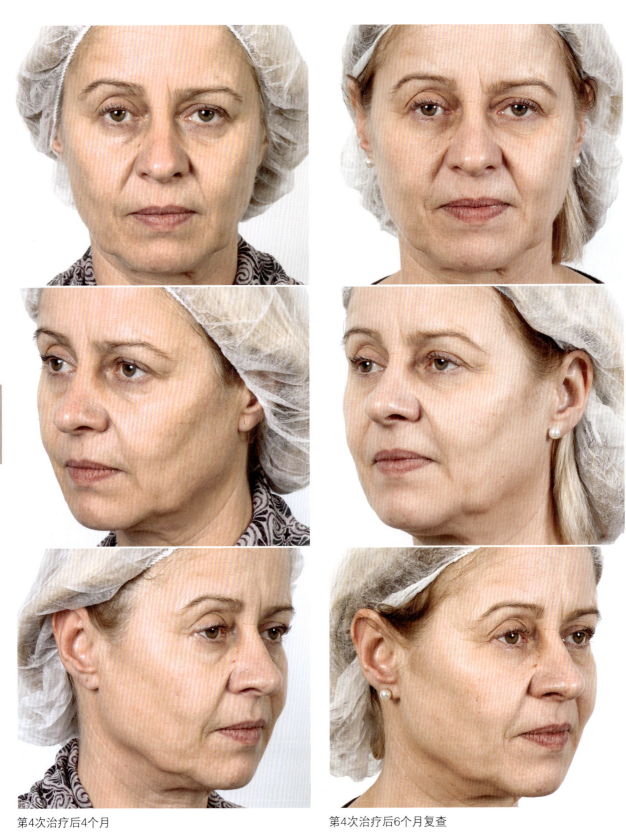

第4次治疗后4个月　　　　　　　　　　第4次治疗后6个月复查

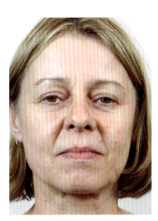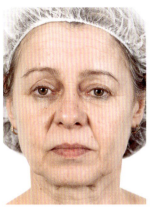

求美者6，女，55岁

问题：
皱纹、皮肤松弛、毛孔粗大。

期望：
减少纹路和皱纹，紧致皮肤，改善肤质。

部位：
面部、颈部。

既往治疗：
非剥脱性点阵和剥脱性点阵激光治疗、医学美容治疗。

PRP治疗：
面部4次、颈部3次。

–平均疼痛程度轻度：0.5（VAS 0～10）。
–几乎没有任何发痒感。
–离散发红。

治疗效果：
面部外观更加清爽，纹路和皱纹显著减少，肤质得到改善，皮肤紧致效果较明显，颈部肤质改善效果极佳，颈部皮肤紧致效果良好。

满意度：
求美者主观上非常满意。

9

9

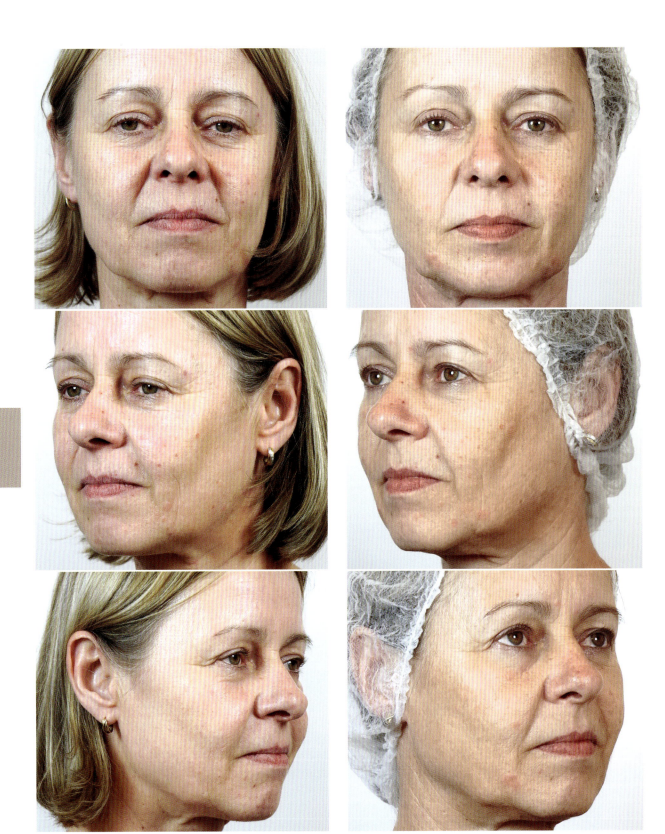

第1次治疗前　　　　　　　　　　　　　第1次治疗后6周

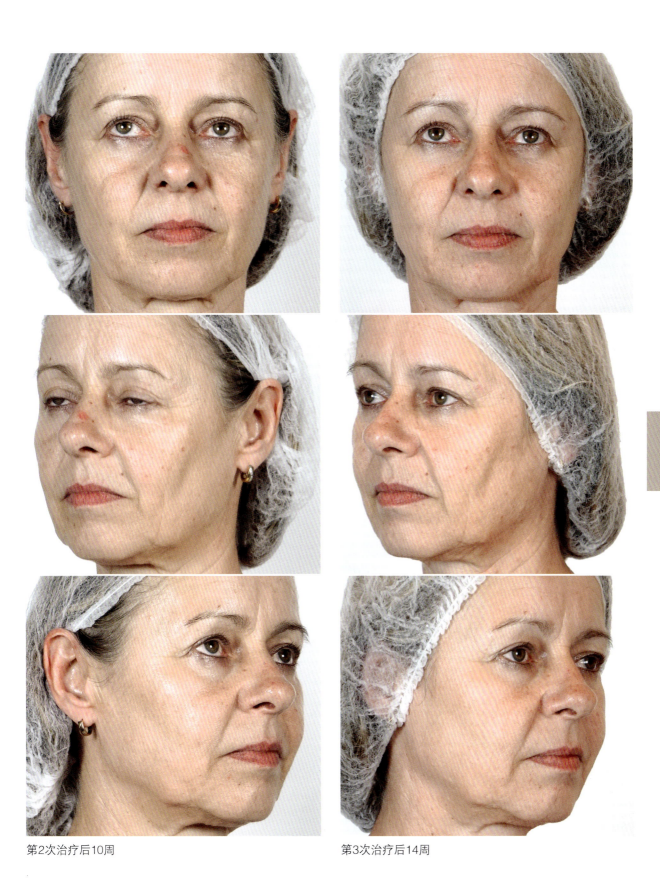

第2次治疗后10周

第3次治疗后14周

9

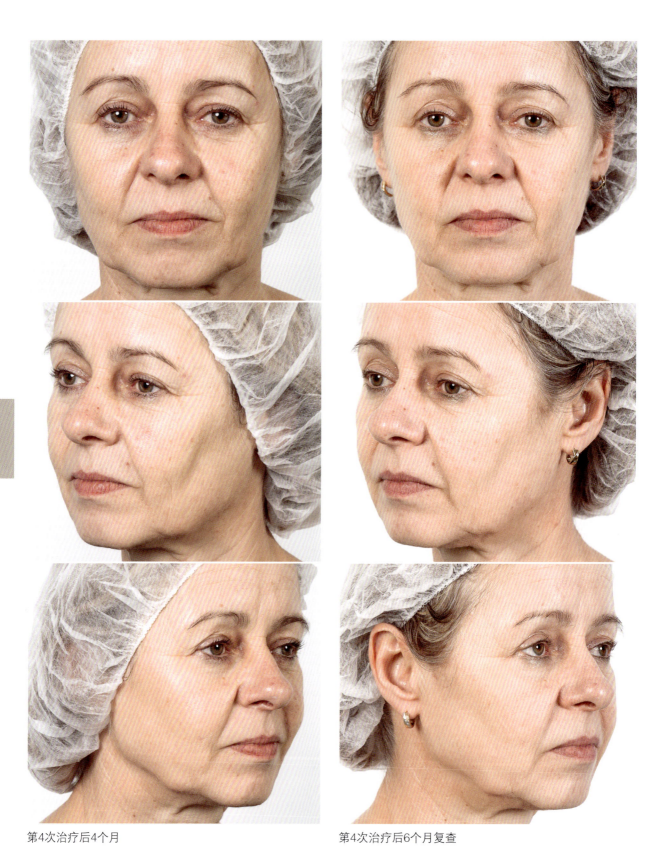

第4次治疗后4个月   第4次治疗后6个月复查

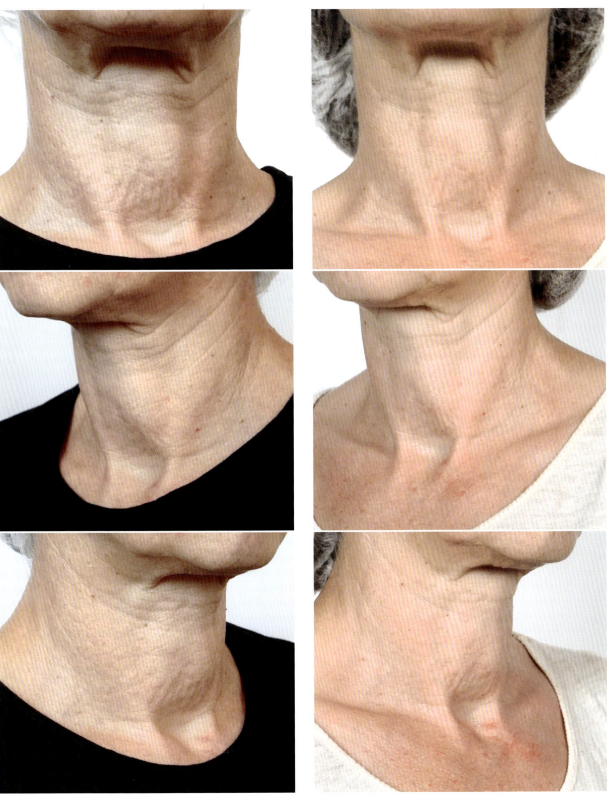

第1次治疗前

第1次治疗后2周

9

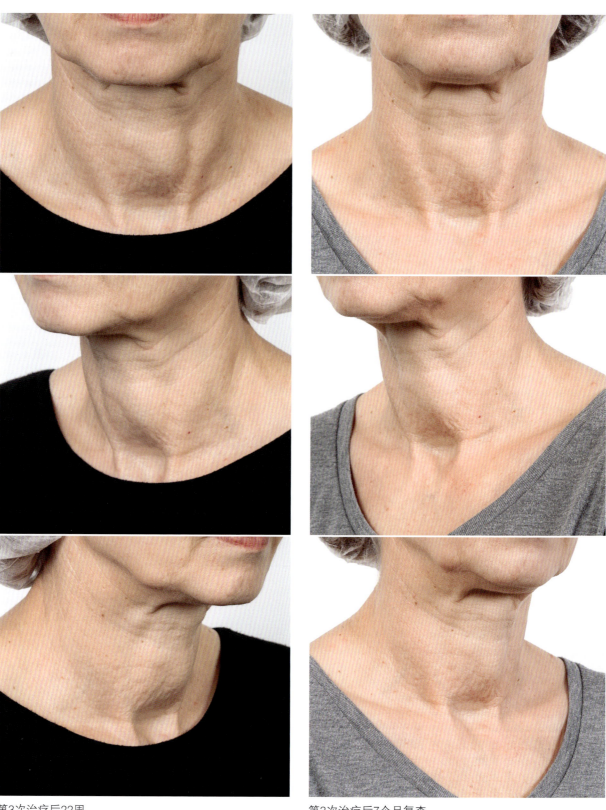

第3次治疗后22周

第3次治疗后7个月复查

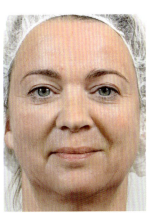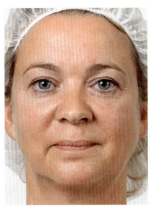

求美者7，女，52岁

问题：
面部和颈部出现初期细纹、皱纹和松弛。

期望：
减少纹路和皱纹，紧致皮肤，改善肤质。

部位：
面部、颈部。

既往治疗：
肉毒毒素注射、医学美容治疗。

PRP治疗：
面部3次、颈部3次。

–平均疼痛程度轻度：1（VAS 0~10）。
–几乎没有任何发痒感。
–几乎没有发红。

治疗效果：
面部外观更清爽，色素沉着减少，整个治疗区域的肤质得到改善，在皮肤适度紧致方面取得了非常好的效果。

满意度：
求美者主观上非常满意。

9

9

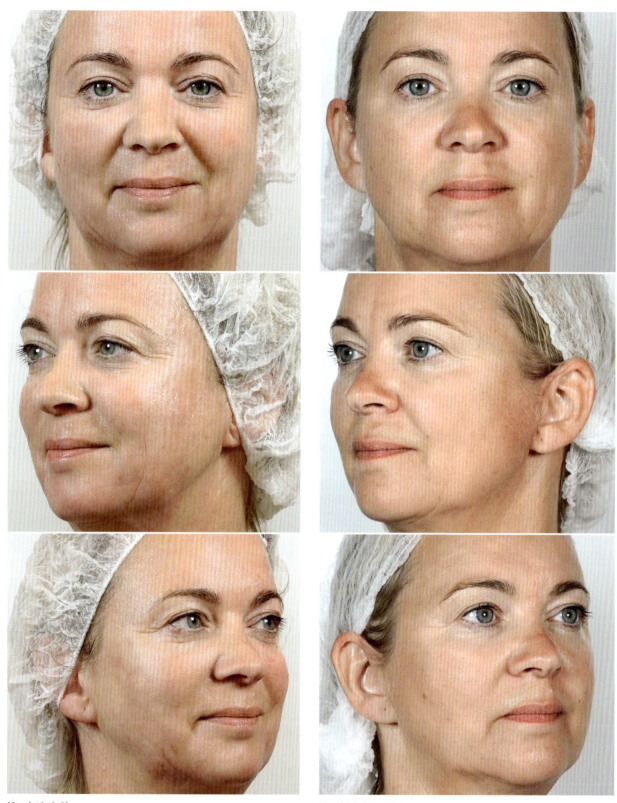

第1次治疗前　　　　　　　　　　　第1次治疗后6周

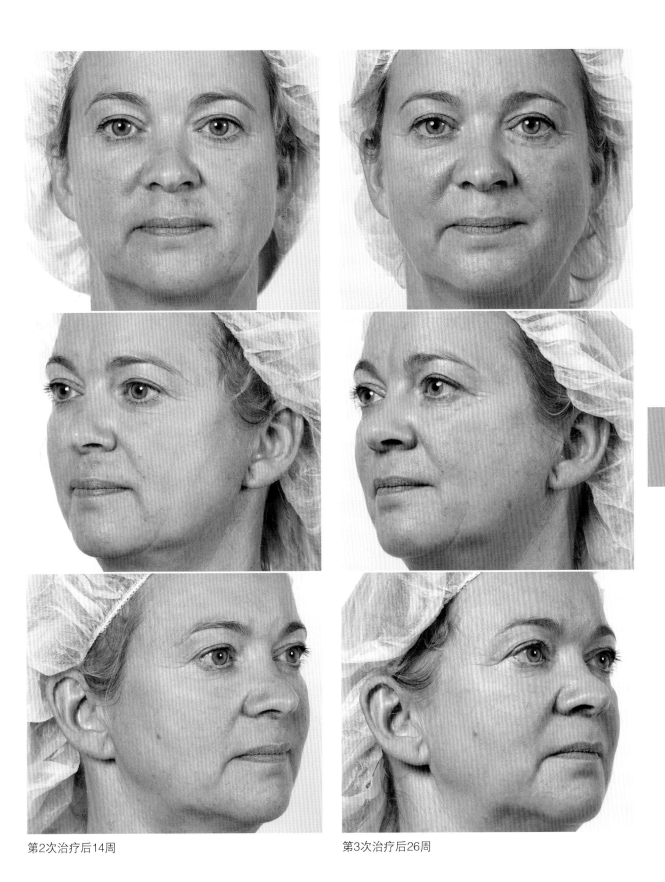

第2次治疗后14周　　　　　　　　　　　　第3次治疗后26周

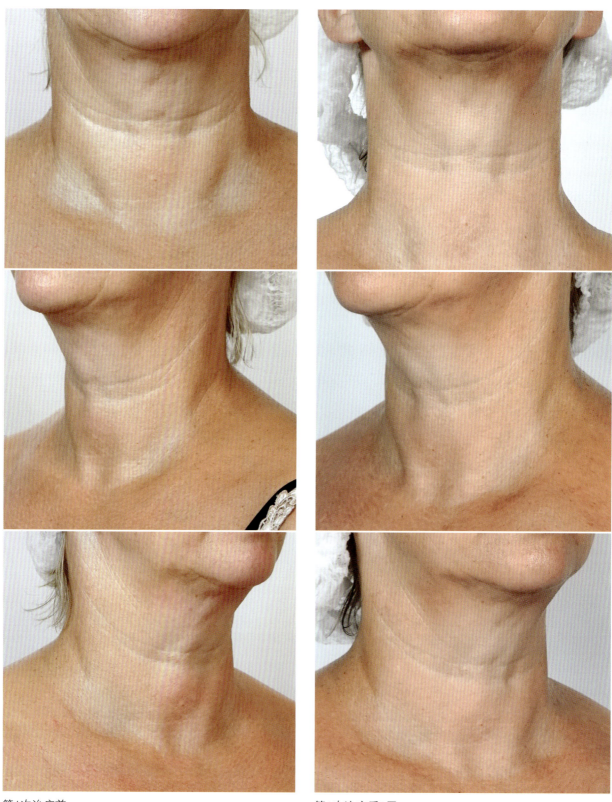

第1次治疗前   第1次治疗后2周

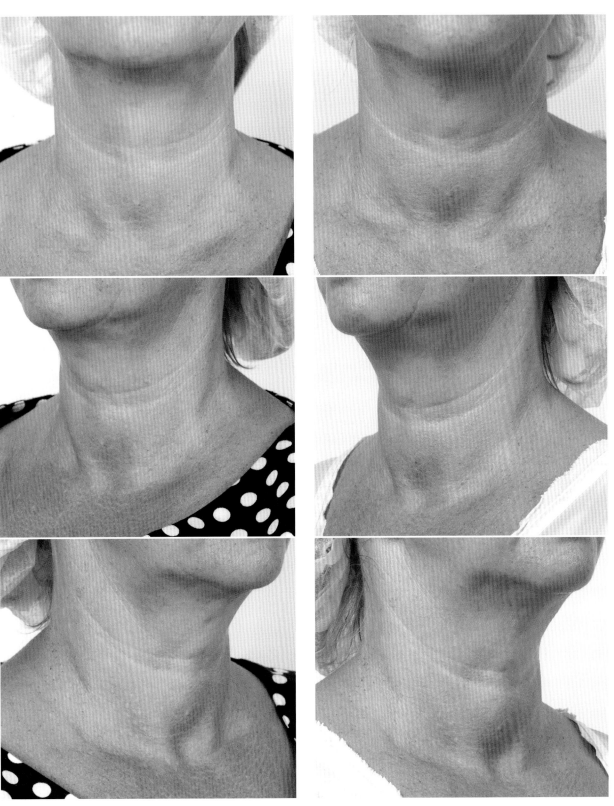

第2次治疗后12周　　　　　　　　第3次治疗后24周

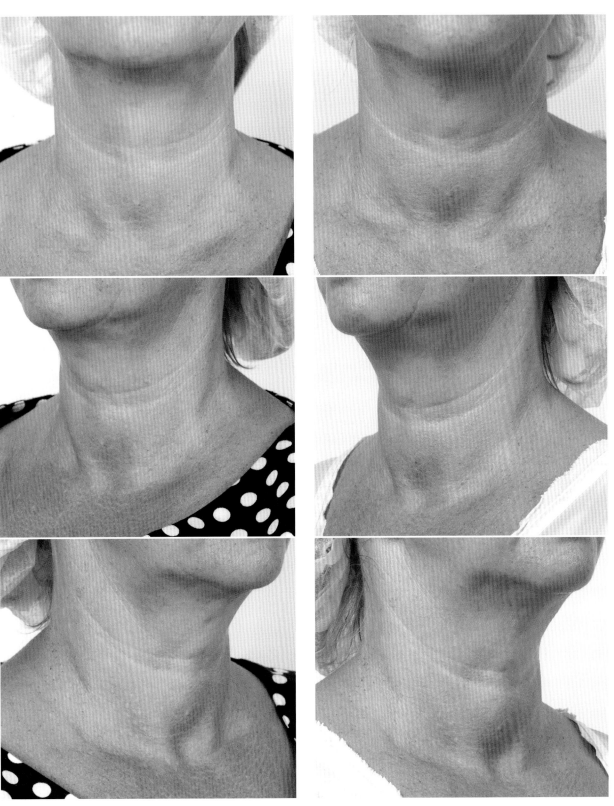

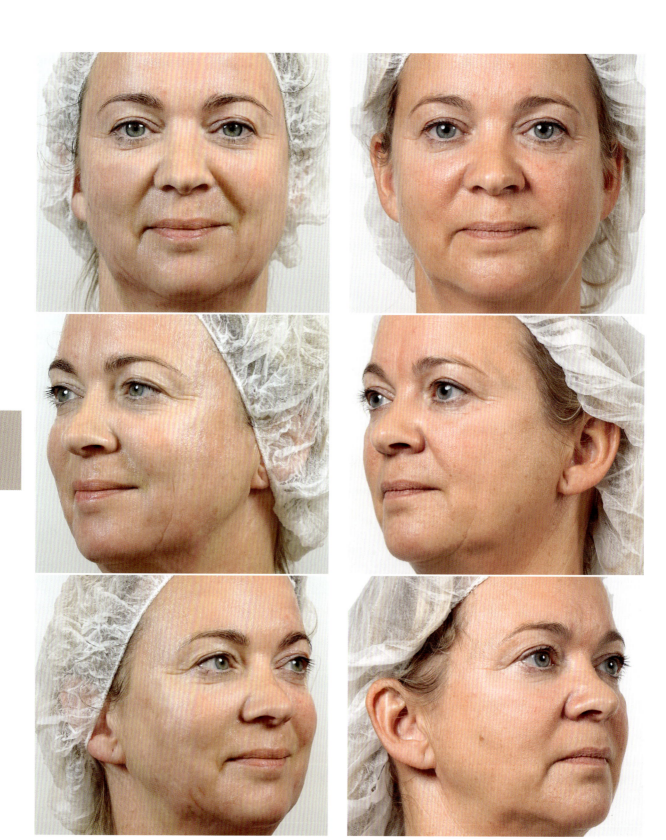

第1次治疗前   第3次治疗后26周

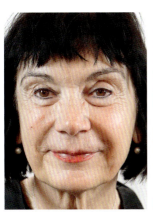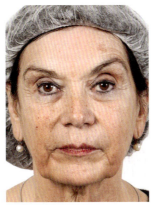

求美者8，女，66岁

问题：

紫外线照射区域的皮肤出现慢性光损伤、皮肤松弛症、奥斯勒–韦伯–朗迪病（遗传性出血性毛细血管扩张症）。

期望：

治疗血管瘤（haemangiomas），减少纹路和皱纹，增加丰盈度并改善肤质。

部位：

面部。

既往治疗：

激光去除血管瘤、医学美容治疗、面部70%果酸剥脱术、面部皮肤松弛症多次消融点阵激光治疗、激光脱毛、填充剂注射、肉毒毒素注射。

PRP治疗：

面部5次。

–平均疼痛程度轻度：0.5（VAS 0～10）。
–几乎没有任何发痒感。
–几乎没有发红。

治疗效果：

血管瘤：使用1064 nm长脉冲Nd:YAG激光对所有血管肿瘤进行激光治疗，几乎完全愈合。

纹路和皱纹：

纹路和皱纹（尤其是眼周、面颊和颈部）显著减少，治疗效果极佳。

肤质：

颈部肤质显著改善。

丰盈度：

PRP治疗后没有显著变化，表明注射填充剂可增加丰盈度。

满意度：

求美者主观上非常满意。

9

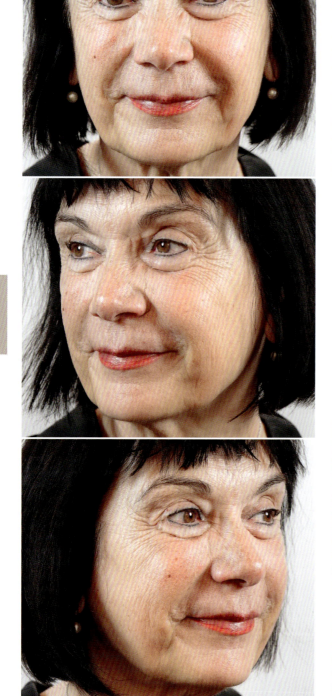
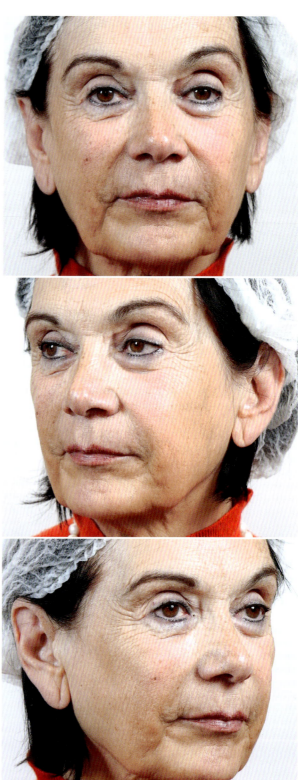

第1次治疗前　　　　　　　　　　　　　　第1次治疗后8周

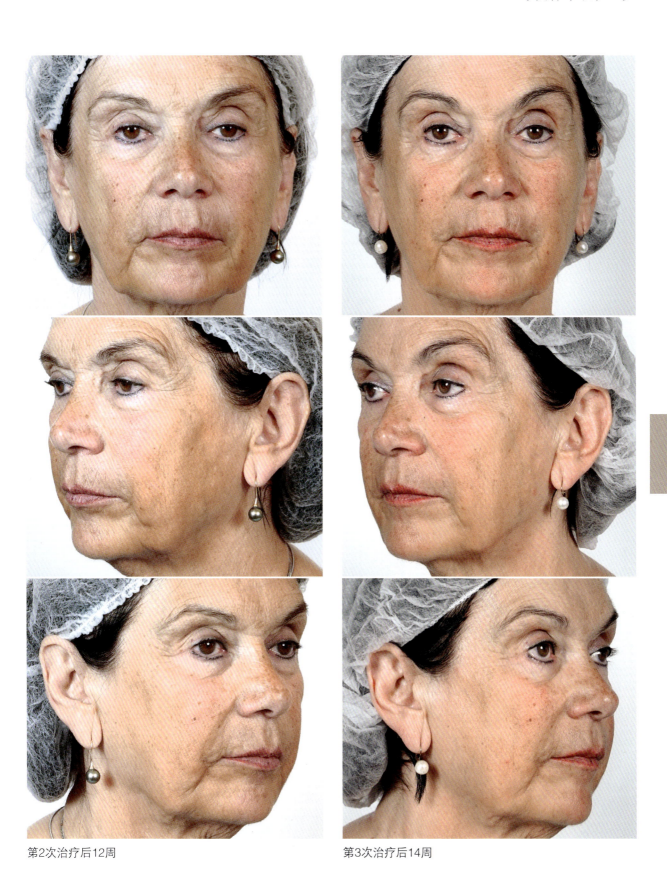

第2次治疗后12周　　　　　第3次治疗后14周

9

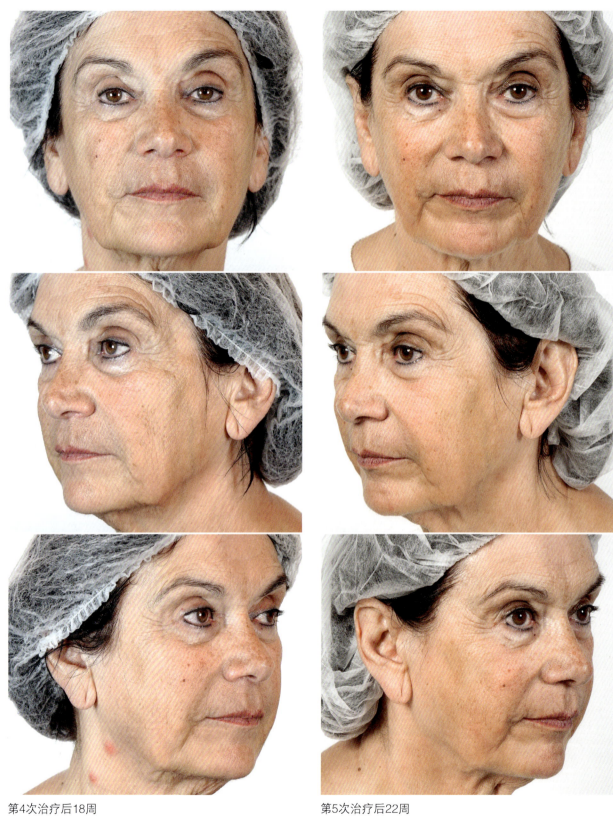

第4次治疗后18周   第5次治疗后22周

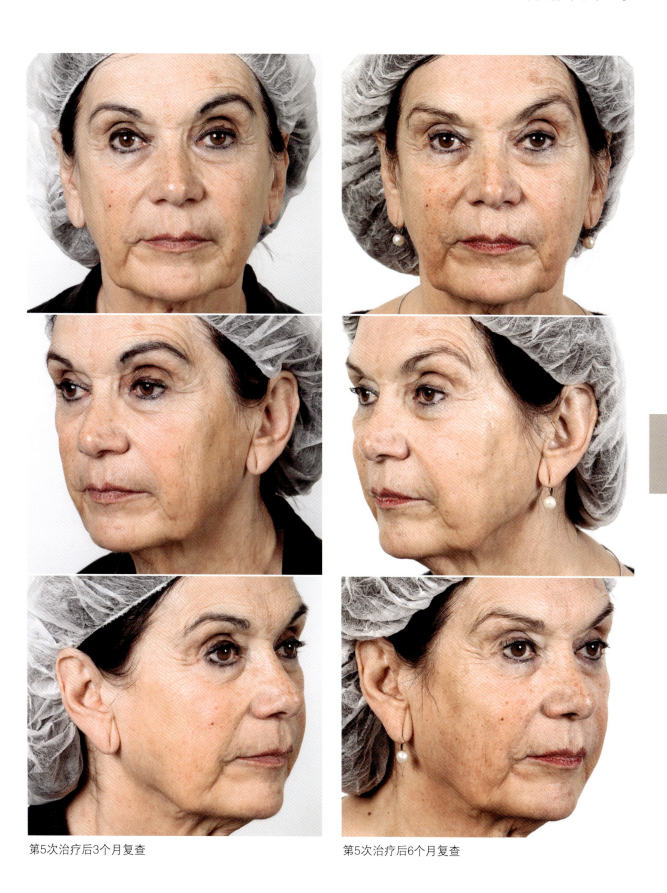

第5次治疗后3个月复查   第5次治疗后6个月复查

9

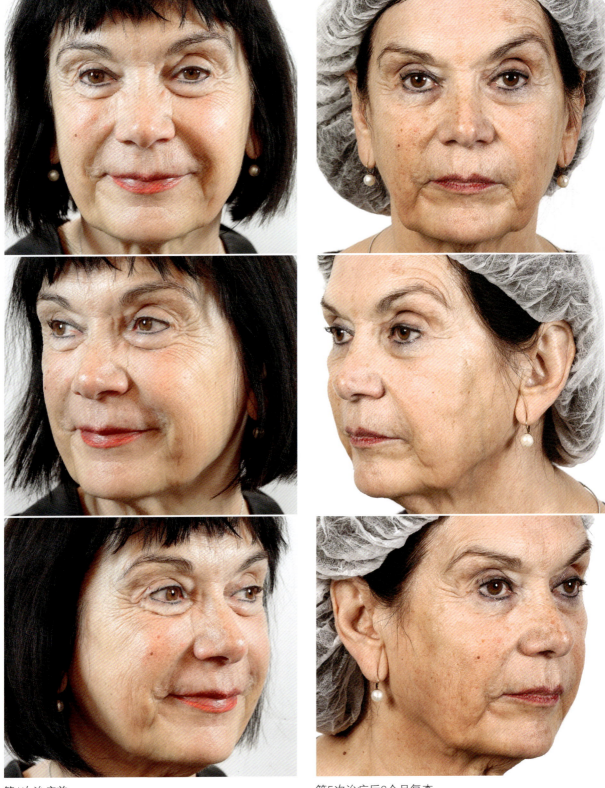

第1次治疗前

第5次治疗后6个月复查

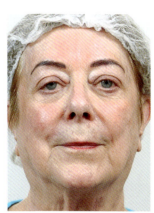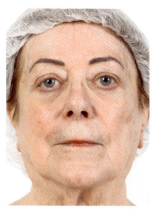

求美者9，女，78岁

问题：

暴露于紫外线区域的皮肤出现慢性光损伤。

期望：

治疗区域癌化，减少纹路和皱纹，减少色素沉着。

部位：

面部、颈部。

既往治疗：

激光去除躯干脂溢性角化病、医疗美容治疗、面部70%果酸剥脱术、面部皮肤松弛症的多次消融点阵激光治疗、光化性角化病冷冻治疗加面部光动力学疗法（PDT）（标准和激光辅助模拟日光PDT）。

PRP治疗：

面部3次、颈部2次。

–平均疼痛程度轻度：0.6（VAS 0~10）。
–几乎没有任何发痒感。
–明显发红，持续3天。

治疗效果：

面部外观更加清爽，色素沉着明显减少，颈部、眶下和面颊区皮肤明显紧致，取得了非常好的效果。

满意度：

求美者主观上非常满意。

9

9

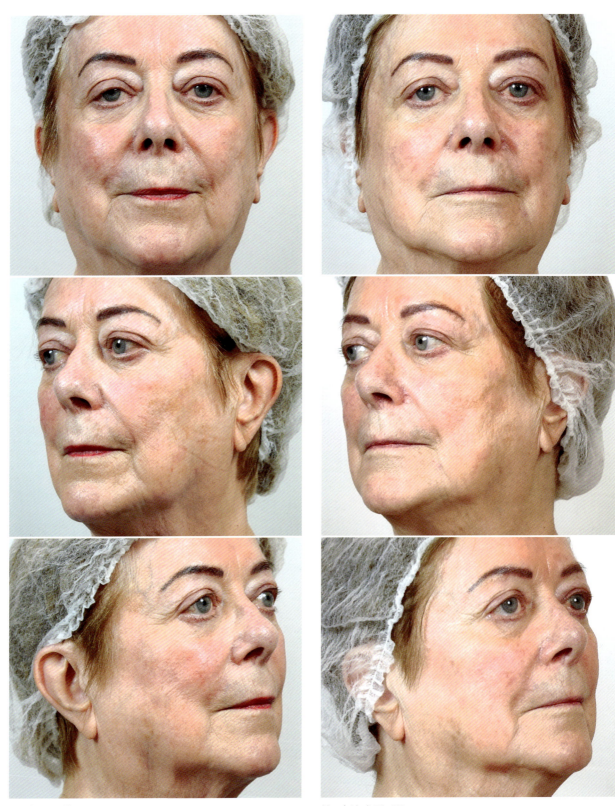

第1次治疗前   第1次治疗后4周

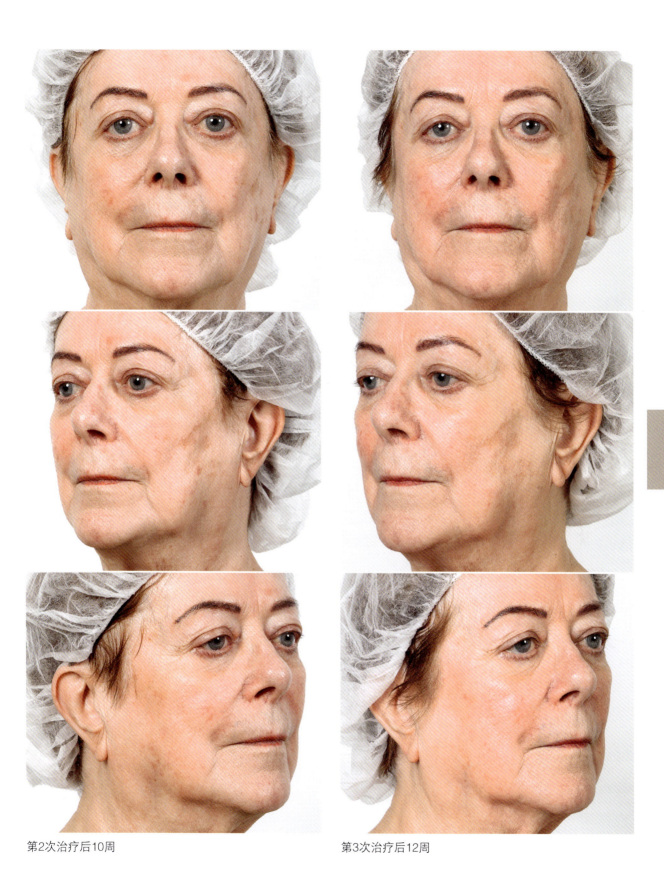

第2次治疗后10周

第3次治疗后12周

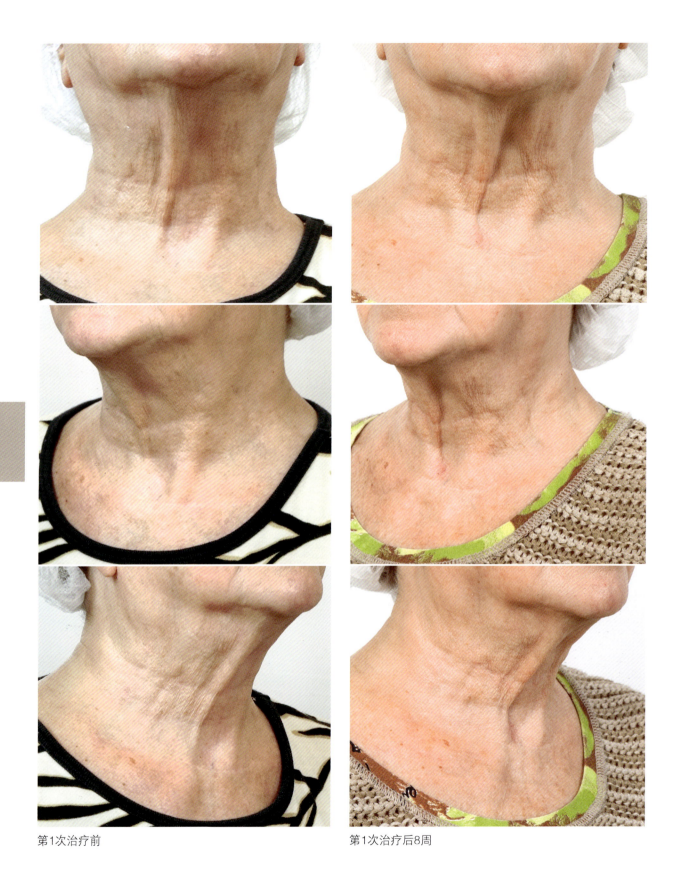

第1次治疗前

第1次治疗后8周

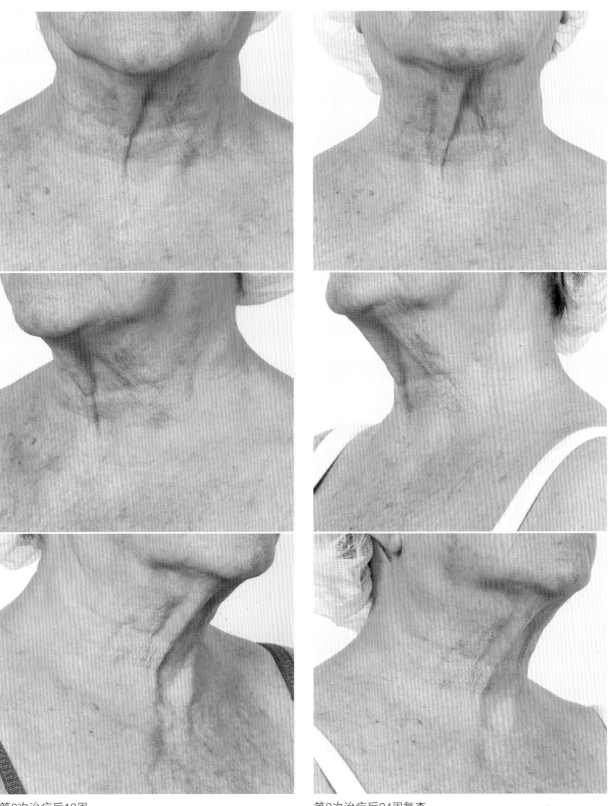

第2次治疗后12周   第2次治疗后24周复查

9

9

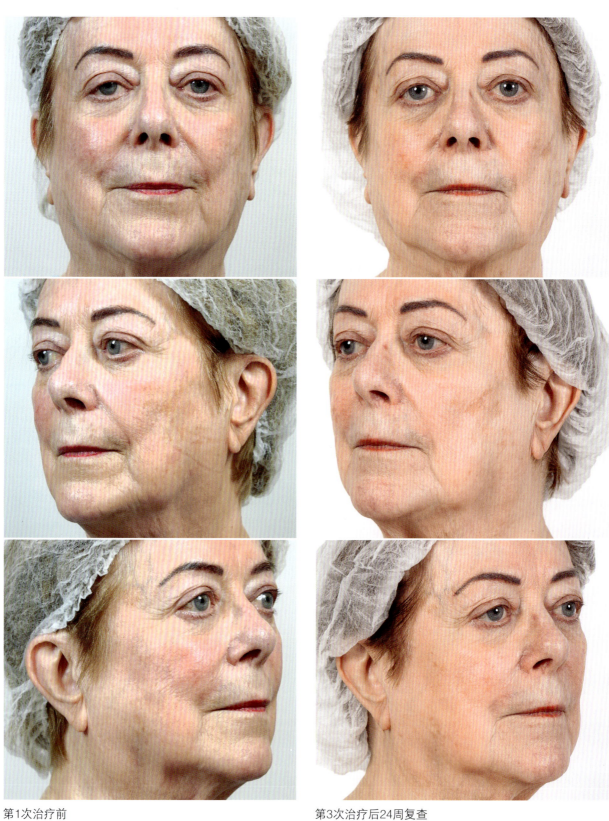

第1次治疗前   第3次治疗后24周复查

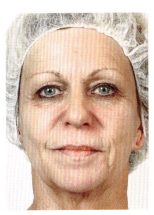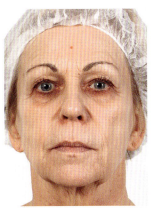

求美者10，女，68岁

问题：

面部和颈部皮肤松弛症。

期望：

增加面部丰盈度，减少纹路和皱纹。

部位：

面部、颈部、手部。

既往治疗：

无。

PRP治疗：

面部3次、颈部2次、手部2次。

–平均疼痛程度轻度：1.5（VAS 0～10）。
–几乎没有任何发痒感。
–几乎没有发红。

治疗效果：

面部外观更加清爽，眶周区和面颊的纹路及皱纹显著减少，手部纹理显著改善，紧致效果更加明显。

满意度：

求美者主观上满意。

9

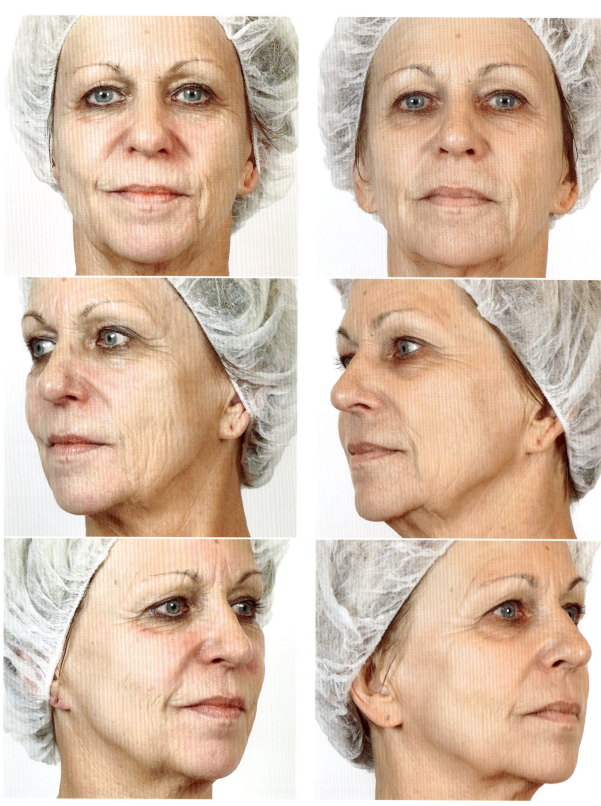

第1次治疗前   第1次治疗后4周

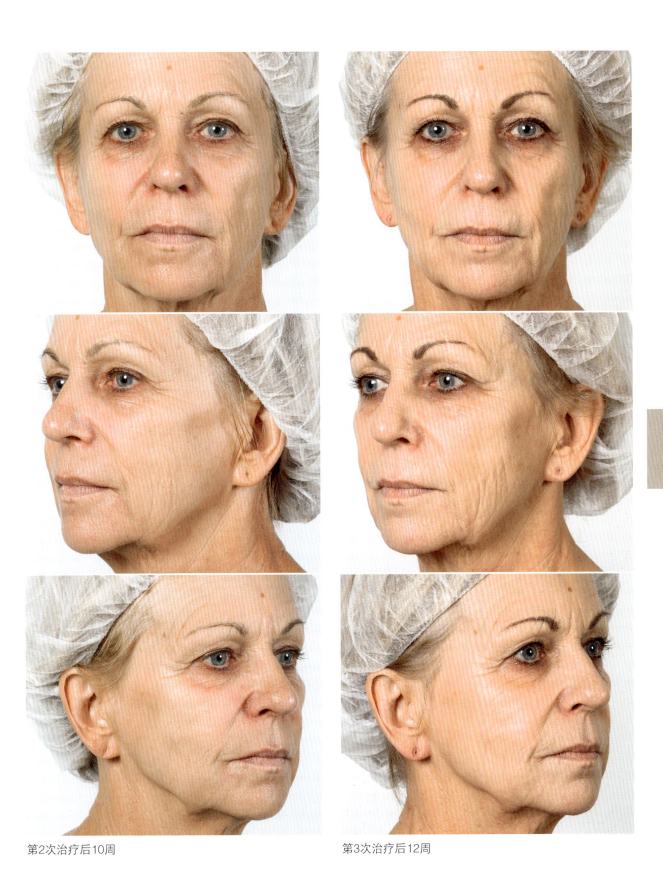

第2次治疗后10周

第3次治疗后12周

9

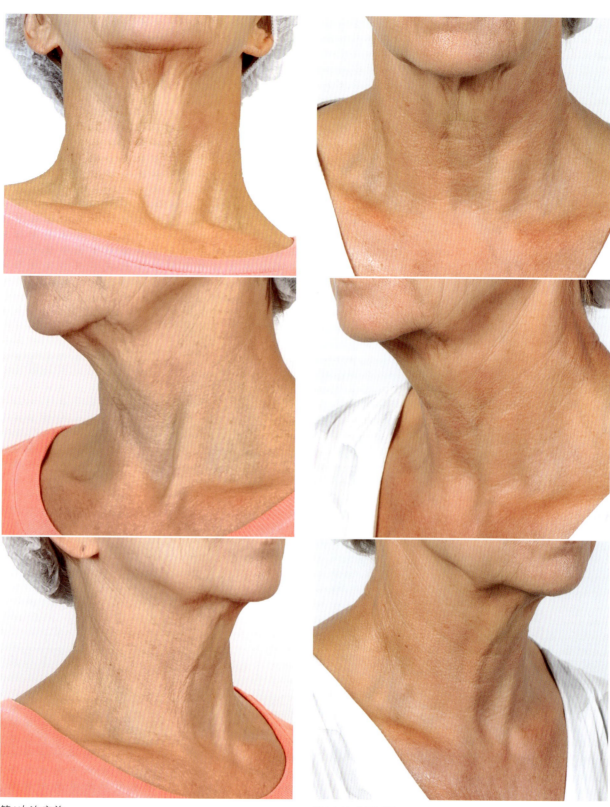

第1次治疗前

第1次治疗后4周

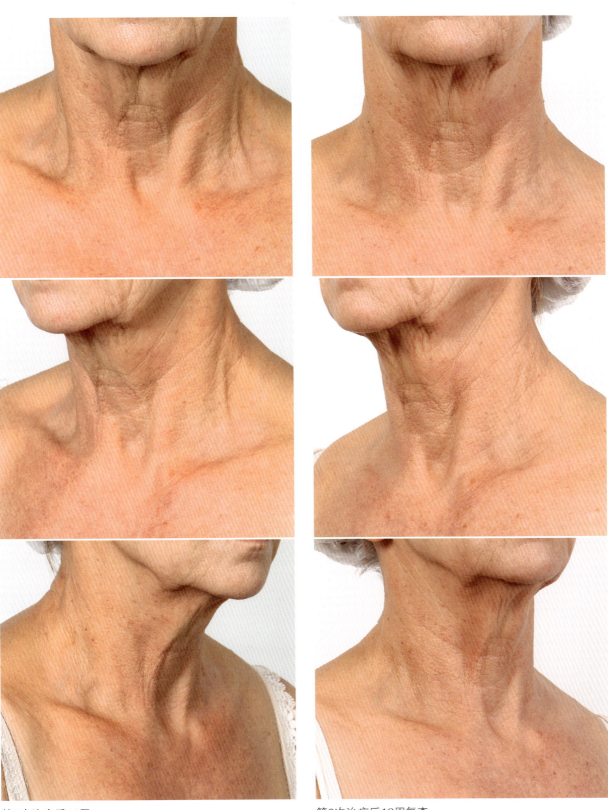

第2次治疗后12周   第2次治疗后12周复查

9

9

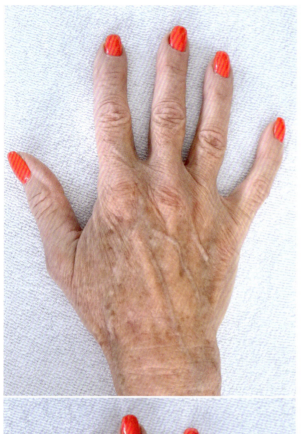

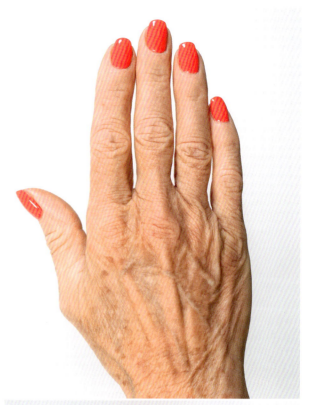

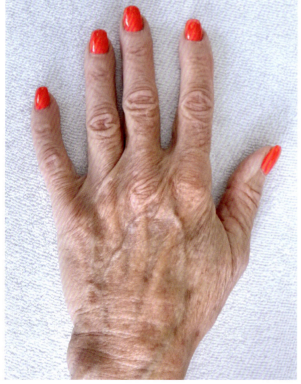

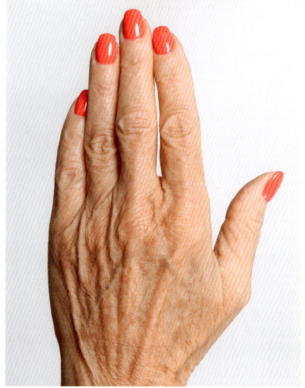

第1次治疗前

第1次治疗后4周

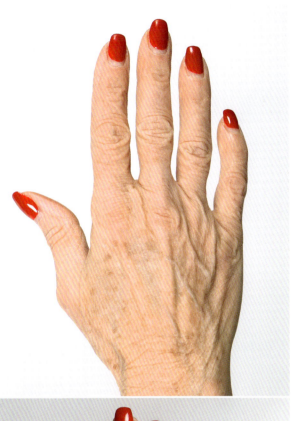

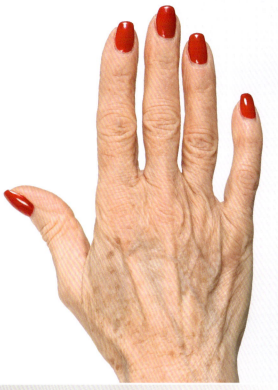

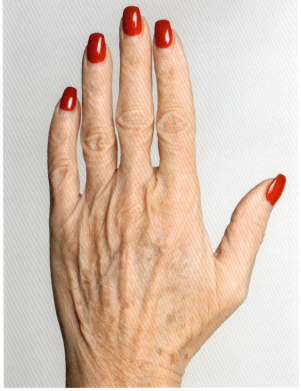

第2次治疗后12周

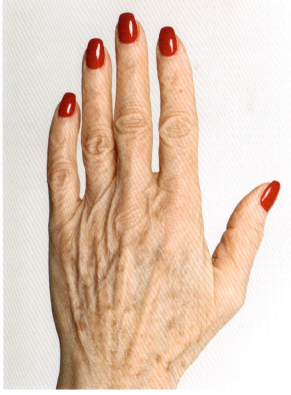

第2次治疗后12周复查

9

9

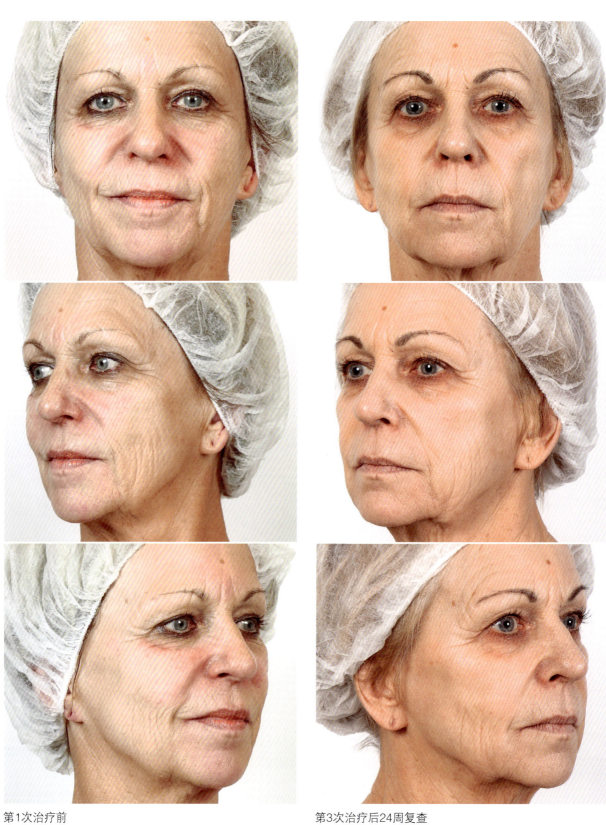

第1次治疗前   第3次治疗后24周复查

10 从业者辅助工具

Aids for the practitioner

PRP医美治疗的记录表格

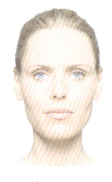

PRP治疗 _____ mL

制备系统 _____

随访治疗 _____

其他 _____

梅尔茨量表值	A	B	C	D	E	F	G	H	I	J	K

日期 _____

今日照片 _____ □ 是 □ 否

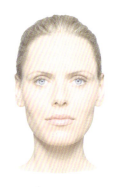

PRP治疗 _____ mL

制备系统 _____

随访治疗 _____

其他 _____

梅尔茨量表值	A	B	C	D	E	F	G	H	I	J	K

日期 _____

今日照片 _____ □ 是 □ 否

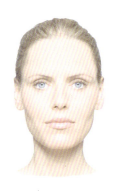

PRP治疗 _____ mL

制备系统 _____

随访治疗 _____

其他 _____

梅尔茨量表值	A	B	C	D	E	F	G	H	I	J	K

日期 _____

今日照片 _____ □ 是 □ 否

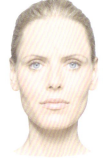

PRP治疗 _____ mL

制备系统 _____

随访治疗 _____

其他 _____

梅尔茨量表值	A	B	C	D	E	F	G	H	I	J	K

日期 _____

今日照片 _____ □ 是 □ 否

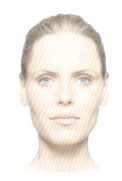

PRP治疗 _____ mL

制备系统 _____

随访治疗 _____

其他 _____

梅尔茨量表值	A	B	C	D	E	F	G	H	I	J	K

日期 _____

今日照片 _____ □ 是 □ 否

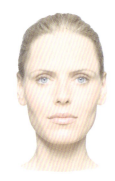

PRP治疗 _____ mL

制备系统 _____

随访治疗 _____

其他 _____

梅尔茨量表值	A	B	C	D	E	F	G	H	I	J	K

日期 _____

今日照片 _____ □ 是 □ 否

梅尔茨量表

A 抬头纹（静态皱纹）

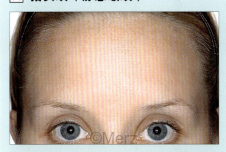

0
无纹路

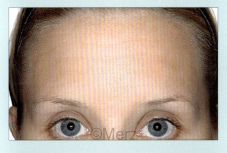

1
静息时无纹路，表情活动时有细纹

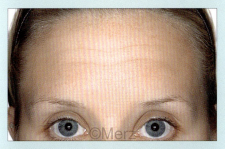

2
静息时有轻度纹路，表情活动时有重度纹路

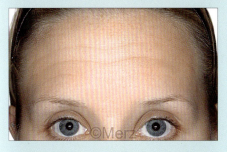

3
静息时有轻度细纹，表情活动时皱纹加深

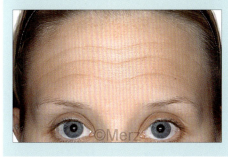

4
静息时纹路较深，表情活动时皱纹较深

B "鱼尾纹"（静态皱纹）

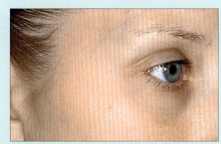

0
无纹路

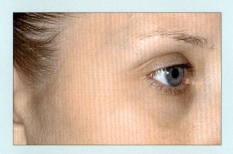

1
非常细的纹路

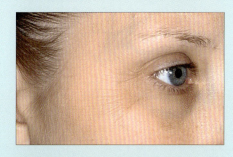

2
轻度纹路

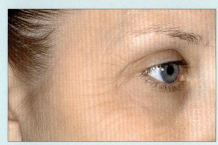

3
中度纹路

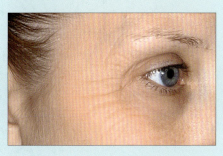

4
深度纹路

10

C 木偶纹（静态皱纹）

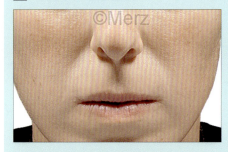

0
没有明显的皱纹，皮肤看起来光滑

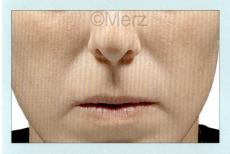

1
轻度可见但深度最浅的纹路

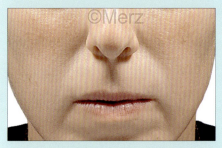

2
中等深度纹路；静息时清晰可见，但皮肤拉伸时则不清晰

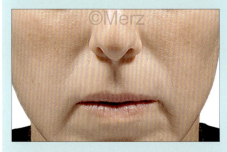

3
纹路又长又深，五官突出

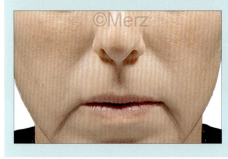

4
纹路极长、极深，影响美观

D 眉间纹（静态皱纹）

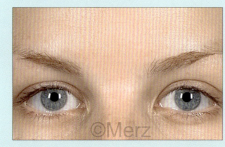

0
无纹路

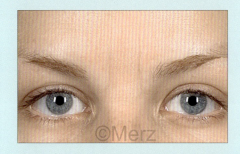

1
轻度纹路

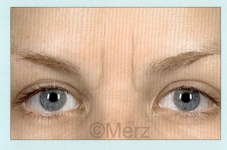

2
中度纹路

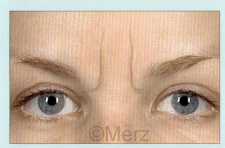

3
重度纹路

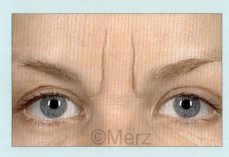

4
极重度纹路

10

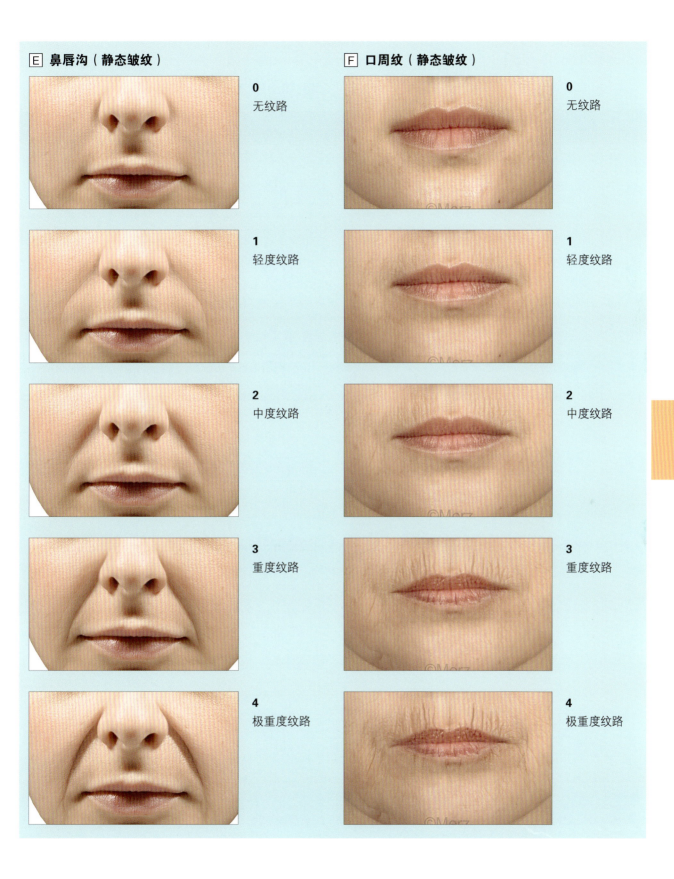

E 鼻唇沟（静态皱纹）

0 无纹路
1 轻度纹路
2 中度纹路
3 重度纹路
4 极重度纹路

F 口周纹（静态皱纹）

0 无纹路
1 轻度纹路
2 中度纹路
3 重度纹路
4 极重度纹路

10

G 嘴角下陷

0
无下陷

1
轻度下陷

2
中度下陷

3
重度下陷

4
极重度下陷

H 眶下凹陷

0
无凹陷

1
轻度凹陷

2
中度凹陷

3
重度凹陷

4
极重度凹陷

I 下颌线

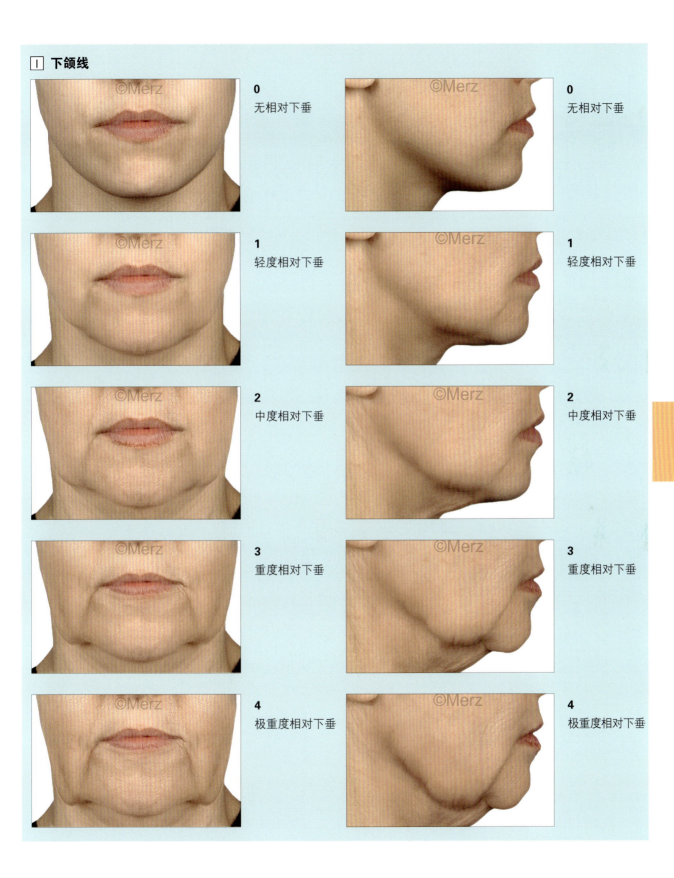

0 无相对下垂

1 轻度相对下垂

2 中度相对下垂

3 重度相对下垂

4 极重度相对下垂

0 无相对下垂

1 轻度相对下垂

2 中度相对下垂

3 重度相对下垂

4 极重度相对下垂

10

J 颈部

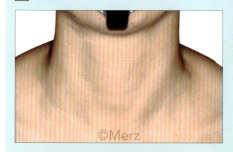

0
无可见的横纹
或皱褶

K 手部

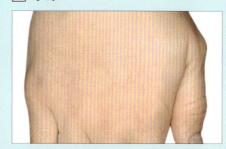

0
无脂肪组织流失

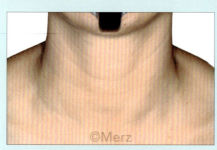

1
横纹和皱褶轻
度可见

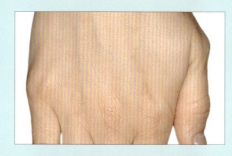

1
轻度脂肪组织
流失；
静脉轻微可见

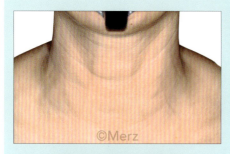

2
中度横纹和皱
褶；轻度皮肤
松弛和颈阔肌
带突出

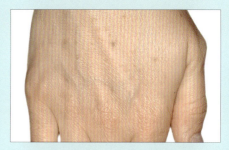

2
中度脂肪组织
流失；
静脉和肌腱轻
度可见

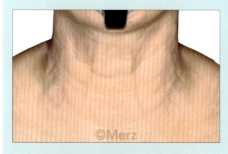

3
重度横纹和皱
褶；中度皮肤
松弛和颈阔肌
带突出

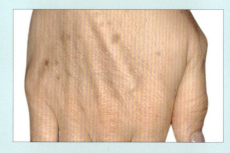

3
重度脂肪组织
流失；
静脉和肌腱中
度可见

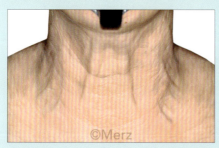

4
非常深的横纹
和皱褶；重度
皮肤松弛和颈
阔肌带突出

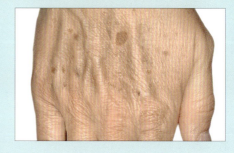

4
脂肪组织流失
非常严重；
静脉和肌腱明
显可见

10

PRP治疗求美者须知表

尊敬的求美者：

您决定在我们的诊所接受使用富血小板血浆（PRP）进行嫩肤治疗/瘢痕矫正手术。在您签署此手术的书面同意书之前，请仔细阅读以下须知。

PRP的作用

富血小板血浆，缩写为PRP，是求美者自己的血液（称为自体血液），不含红细胞，但含有高浓度的血小板。自体血液（全血＝红细胞和白细胞）的积极作用早在很久以前已为人所知，并自20世纪60年代起就用于治疗用途。自1998年起，已有研究就记录了PRP在创面治疗中的益处。如今，关于这一主题的科学研究有9000多项。多年来，PRP已成功应用于皮肤科、整形外科和医学美容领域，以及骨科医学、运动医学、创伤外科、口腔/颌面外科和牙科。其工作原理基于1500多种生长因子和调节蛋白，这些因子与PRP的作用相关。然而，所有这些因子的准确分类均尚未确定。生长因子在血小板内源性（来自体内）或外源性（来自体外）激活后释放，并具有趋化效应，同时具有直接和间接的组织再生效应。制备PRP时，需要从您手臂的静脉中采集约15 mL血液。这与采集正常的血液样本一样，但使用特殊的血液采集系统完成。

在无菌条件下采血，使用PRP制备系统在无菌条件下离心。因此，在此过程结束时，PRP在封闭的注射器系统中保持无菌状态，可以将其涂抹到或注射到您的皮肤。可以将PRP按摩或注射到皮肤内。为了增强PRP的效果，可以通过细微针（医用微针）或点阵消融激光疗法（见下文）对皮肤进行预治疗。

医用微针的作用

医用微针是一种使嫩肤的治疗方法。该方法将有助于改善皮肤的结构和外观，不具有较大的风险或持久的副作用。这是一种自然矫正法。

医用微针基于刺激人体自身（内源性）再生机制和新的健康皮肤成分形成（尤其是胶原蛋白，而胶原蛋白可以让皮肤变得年轻和富有弹性）发挥作用，需要一段时间才能出现肉眼可见的效果。因此，请您不要期望即刻出现改善。治疗后几周，您的肤质即可出现改善。但需要几个月才能完全完成自然更新，医用微针才能发挥其全部效果。因此只有在皮肤有足够的时间进行恢复的情况下，才能重复进行医用微针治疗。为了通过医用微针获得最大程度的改善，我们建议您根据您的皮肤状况再次或多次治疗。

医用微针必须引起出血才能触发预期的皮肤深层再生过程。出血不是副作用，而是一种必要的效果，您的医生会有意制造这种效果。出血有点像信使，向皮肤细胞发出信号，以产生胶原蛋白以及人体自身的生长因子。

医用微针采用的针非常细，皮肤上的小针孔很快会闭合，医生治疗完，出血就停止了。这种出血也不会引起任何其他并发症或持续疼痛。然而，在治疗后最初几天，您的皮肤上会出现出血和预期愈合反应的后效应。医用微针操作后，皮肤通常会轻微发红，也可能会肿胀。这种皮肤反应看起来有点像轻度晒伤。这种反应完全正常，只是表明治疗将达到预期效果。这种急性（早期）愈合阶段持续时间通常取决于微针过程中引起的出血量。然而，不到1周后，您的皮肤在感觉和外观上即可恢复正常。然后，必要的炎症反应已过去，您的皮肤细胞（成纤维细胞）将开始产生新的胶原蛋白，皮肤会变得更紧致、更有弹性。

因此，医用微针的作用主要基于皮肤自身创面愈合和再生机制的激活，以及随后的自然过程。某些维生素含量特别高的药物会刺激这些反应，因此连续几个月使用医生推荐的药物每天治疗皮肤是成功医用微针疗法的重要组成部分。

10

激光的工作原理

激光治疗直接针对皮肤中的水分。间接产生的热量导致不同深度的皮肤层被消融。常见的激光器为294 nm Er:YAG激光器、2790 nm Er:YSGG激光器，以及最常见的10 600 nm CO_2激光器。皮肤暴露于短的［以毫秒（ms）为单位，或3~10s］高能激光脉冲。

对这种激光脉冲的敏感度因求美者和皮肤区域的不同而异。为了获得最佳治疗效果且将并发症减至最少，医生会通过逐渐增加能量来"摸索"最适合您的激光参数设置。通常需要在特定时间间隔进行多次治疗。皮肤麻木，也称为麻醉（涂抹乳膏或进行注射）仅适用于较大区域，因为在进行治疗时，首先会有针刺感，然后会出现短暂性烧灼感。很遗憾，由于使用了蒸发材料，治疗后不能对组织进行组织学检测。

与各有效方法一样，消融部分皮肤层的剥脱性点阵激光治疗也存在风险和副作用。激光治疗后，周围的皮肤会在短时间内发红，看起来像晒伤了一样。实际激光照射区域可能会出现结痂或出血。为了将热效应的副反应发生率降至最低，在治疗过程中会用冷空气处理皮肤，然后根据需要用冰袋降温。随后，可能会发生出血及病毒、细菌和真菌感染。如果出现这些情况，请务必回来就诊。如果您经常出现单纯疱疹，请务必告知医生，因为如果您经常出现单纯疱疹，可能需要为您提供抗病毒保护。即使对激光装置进行了认真细致的调整，仍然不能完全排除形成小瘢痕的可能性；在极少数情况下，这些小瘢痕可能呈微红色或褐色，变得清晰可见。如果皮肤非常敏感，周围区域也可能形成水疱，随后结痂，然后形成浅表性瘢痕。对于具有过度瘢痕组织形成（瘢痕疙瘩）先天倾向的求美者，点阵激光治疗也可能引发或促进瘢痕疙瘩形成。治疗可能会引发皮肤病，例如痤疮、玫瑰痤疮、自身免疫性皮肤病或疱疹。皮肤自身（内源性）色素也会对激光能量产生反应，因此预计约10%的求美者会出现皮肤暂时性色素变化（颜色变深或变浅）。在不足1%的情况下，色素变化也可能成为永久性皮肤问题。

治疗时皮肤越黑（深色皮肤类型或因阳光/日光照射而晒黑），色素转移的风险越大。我们将在治疗前与您讨论您出现并发症或副作用的个人风险，以及可能使用的任何麻醉方法的风险。

治疗过程

首先，为您进行洁面。应用激光、微针进行治疗。在治疗过程中可能会有轻度疼痛感，因此在进行治疗之前，需要先麻醉。通常，通过涂抹表麻膏进行麻醉，表麻膏需要封包30~45 min才能发挥作用。在激光、微针治疗开始前，在求美者身上采集15 mL血液来获取PRP，并清除多余的麻醉膏。

然后，医生会小心地将带有非常细、无菌和可更换针头的电动微针，或使用非接触式治疗的激光扫描您的皮肤。首先，这会导致许多细小的针孔渗出血滴。随着治疗进行，出血量可能会增加。理想情况下，该手术将持续至整个区域均匀出血为止；然而，激光治疗的情况并非如此。微针治疗时，将PRP滴入并在治疗过程中不断按摩；如果使用激光，则在激光穿过皮肤后直接注射PRP。

一旦所有PRP注射完毕，将对您的皮肤进行仔细消毒、清洁，并敷上有助于愈合的功效型面膜。治疗后，您能够像往常一样进行日常活动，不会出现任何疼痛感，也不需要休假。

禁忌证

在极少数情况下，不能使用医用微针或激光疗法。在大多数情况下，所使用的药物（导致光敏感的药物除外）并不是微针或激光治疗的禁忌证。然而，您仍应将这些情况告知医生，并仔细填写随附的调查问卷，以便提前排除任何并发症。

可能的影响和风险

虽然医用微针和剥脱性点阵激光治疗会导致开放性创面，但通常不会出现并发症或不良副作用。尽管如此，我们仍希望告知您，该手术存在以下风险：

- 皮肤缺陷和创面感染引起的皮肤愈合和循环问题。
- 术后出血，伴随瘀伤、肿胀和永久性皮肤变色。
- 暂时性和持续性皮肤麻木。
- 瘢痕形成。
- 皮肤暂时性和持续性超敏反应、疼痛。
- 经过一段时间后，面部和颈部皮肤再次松弛。
- 眼部损伤。
- 皮肤术后单纯疱疹、细菌感染。
- 治疗可能会引发皮肤病，例如痤疮、玫瑰痤疮、自身免疫性皮肤病或疱疹。
- 增加紫外线敏感性。
- 心血管（心脏和血液循环）问题。

治疗前

在治疗前的4周内，您不应享受日光浴或去日光浴室，以减少色沉的风险。您应该积极保护治疗区域免受阳光照射，例如避免阳光照射、用衣服覆盖这些区域并涂抹防晒霜。

治疗期间

激光治疗期间，您将佩戴护目镜。但是，我们强烈建议您在整个治疗过程中紧闭双眼。如果您觉得疼痛难以忍受，请大声清晰地告诉我们，但请不要睁开双眼，直至医生告诉您"安全了"才可以睁眼。

治疗后

您应该在治疗部位涂抹我们推荐的护肤霜，持续约1周。在治疗后的前4~8周，务必避免光照（紫外线）。您应该涂抹防晒霜（SPF 50，具有UVA防护作用），持续1~6个月。如果该手术在门诊使用麻醉剂和/或止痛药（镇痛药）后进行，则需要联系人接您回家，因为这些药物仍可能会影响您的反应。我们会告诉您何时可以再次开车。另外，在这段时间里，您不可以喝酒，也不得做出任何影响情绪的决定。

治疗成功

治疗后几天，该部位的皮肤可能仍在结痂。为确保愈合不受干扰，请勿撕扯结痂。可能需要使用敷料，您需要前往诊所或门诊进行处理。如果您需要使用任何护肤品或使用任何药物，您的医生也会告知您。很遗憾，根据现在的医学水平，无法保证您对治疗效果感到十分满意。

10

求美者调查表

您正在使用的药物（止痛药、抗凝剂/血液稀释剂，例如华法林、苯丙香豆素、阿司匹林和氯吡格雷、镇静剂和安眠药、痤疮药物）　☐ 是　☐ 否

我正在使用：

1. _____ *剂量*　2. _____ *剂量*

3. _____ *剂量*　4. _____ *剂量*

心血管疾病（例如高血压、心绞痛、心脏病发作/心肌梗死、心律失常、心力衰竭）　☐ 是　☐ 否

如果是，请详细说明： _____

凝血功能障碍/出血（例如频繁鼻出血、血肿、瘀伤，即使没有任何损伤或对轻触有反应）　☐ 是　☐ 否

如果是，请详细说明： _____

过敏（例如花粉过敏、哮喘、金属不耐受，对止痛药、麻醉剂、食物、药物、黏性敷料/创可贴、乳胶、橡胶、碘等过敏或不耐受）　☐ 是　☐ 否

如果是，请详细说明： _____

传染病，尤其是皮肤病或血液病（例如疱疹、结核病、艾滋病、肝炎/肝脏炎症）　☐ 是　☐ 否

如果是，请详细说明： _____

代谢紊乱（包括甲状腺、肝脏、肾脏、肠道）　☐ 是　☐ 否

如果是，请详细说明： _____

皮肤疾病（皮肤脱皮/银屑病、湿疹、红扁平苔藓皮疹、痤疮、对光敏感或阳光过敏）　☐ 是　☐ 否

如果是，请详细说明： _____

遗传性疾病（慢性疾病或其他疾病）　☐ 是　☐ 否

如果是，请详细说明： _____

您是否吸烟? ☐ 是　☐ 否　　**您是否饮酒：** ☐ 是　☐ 否　每日吸烟/饮酒量： _____

育龄期女性：您是否有可能已经怀孕? 您是否正在母乳喂养（哺乳期）?　☐ 是　☐ 否

如果在阅读本须知后，您仍有疑问，请在下面记录，以便医生与您进行讨论。

_____

_____

_____

_____

求美者知情同意书

　　我已阅读并理解该须知。我已尽我所能回答了与我过去病史相关的问题。已将单独的信息部分或表格副本交给我带回家保存。我将遵循所有关于该做什么和不该做什么的指示。在术前谈话上，我有机会提出了我关注的所有问题。相关人员已经以我能理解的方式完整解答了我的问题。

　　术前谈话结束后，我已完全了解了这些问题。我的问题，特别是有关手术性质、优点、缺点和替代方案的问题，得到了满意的解答，并告知了我任何潜在的并发症。我获得了有关以下方面的详细信息：皮肤结痂、随后出血、血肿、瘢痕、感染、麻醉剂不耐受、创面愈合问题、感觉异常（刺痛感、麻痛感等），避免紫外线，色素沉着，无法保证我对治疗结果感到十分满意。

　　我在深思熟虑后做出了这个决定，不需要再花时间去思考这个决定。深思熟虑后，我决定执行计划的手术，并同意在手术过程中必要时可变更或延长手术。我同意任何补充和随访手术。如果医学上有必要，我也同意输血。

计划的手术：
☐ **滚轮微针**　　☐ **电动微针笔**　　☐ **剥脱性点阵激光**　　☐ **PRP**　　☐ **超声导入**

　　我特此同意，根据法律框架以电子方式存储我的数据，用于科学分析，并同意将拍摄的图像用于科学出版物。

　　我已收到信息文件的完整副本（原件由医生保存）。

同意：☐是　☐否

　　医生已事无巨细地告知我，如果我不同意，可能会产生的后果。尽管如此，我还是断然拒绝这个手术。

拒绝：☐是　　☐否

地点、日期、时间　　　　　　　　医生　　　　　　　　　　求美者

10

11

附录

Appendix

参考文献

Aleves R, Grimalt R (2018): Platelet-Rich Plasma in Combination With 5% Minoxidil Topical Solution and 1 mg Oral Finasteride for the Treatment of Androgenetic Alopecia: A Randomized Placebo-Controlled, Double-Blind, Half-Head Study. Dermatol Surg 44:126-130.

Anitua E, Sánchez M, Zalduendo MM, et al. (2009): Fibroblastic response to treatment with different preparations rich in growth factors. Cell Prolif 42:162-170.

Arshdeep, Kumaran MS (2014): Platelet-rich plasma in dermatology: boon or a bane? Indian J Dermatol Venereol Leprol 80:5-14.

Asif M, Kanodia S, Singh K (2016): Combined autologous platelet-rich plasma with microneedling versus microneedling with distilled water in the treatment of atrophic acne scars: a concurrent split-face study. J Cosmet Dermatol 15:434-443.

Aust M, Bathe S, Fernandes D (2013): Bildatlas der perkutanen Kollageninduktion. Berlin: KVM – Der Medizinverlag.

Belcher JD, Beckmann JD, Balla G, et al. (2010): Heme Degradation and Vascular Injury. Antioxidants & Redox Signaling 12:233-248.

Bernard FX, Pedretti N, Rosdy M, et al. (2002): Comparison of gene expression profiles in human keratinocyte mono-layer cultures, reconstituted epidermis and normal human skin; transcriptional effects of retinoid treatments in reconstituted human epidermis. Exp Dermatol 11:59-74.

Betsi E-E, Germain E, Kalbermatten DF, et al. (2013): Platelet-rich plasma injection is effective and safe for the treatment of alopecia. Eur J Plast Surg 36:407-412.

Bodendorf MO, Willenberg A, Anderegg U, et al. (2010): Connective tissue response to fractionated thermo-ablative Erbium: YAG skin laser treatment. Int J Cosmet Sci 32:435-445.

Borhan R, Gasnier C, Reygagne P (2015): Autologous platelet rich plasma as a treatment of male androgenetic alopecia: study of 14 cases. J Clin Exp Dermatol Res 6:292.

Cameli N, Mariano M, Cordone I, et al. (2017): Autologous Pure Platelet-Rich Plasma Dermal Injections for Facial Skin Rejuvenation: Clinical, Instrumental, and Flow Cytometry Assessment. Dermatol Surg 43:826-835.

Chapellier B, Mark M, Messaddeq N, et al. (2002): Physiological and retinoid-induced proliferations of epidermis basal keratinocytes are differently controlled. EMBO J 21:3402-3413.

Chawla S (2014): Split Face Comparative Study of Microneedling with PRP Versus Microneedling with Vitamin C in Treating Atrophic Post Acne Scars. J Cutan Aesthet Surg 7:209-212.

Chen JX, Justicz N, Lee LN (2018): Platelet-Rich Plasma for the Treatment of Androgenic Alopecia: A Systematic Review. Facial Plast Surg 34:631-640.

Chopra K, Calva D, Sosin M, et al. (2015): A comprehensive examination of topographic thickness of skin in the human face. Aesthetic Surg J 35:1007-1013.

DeLong J, Jeffrey M, Beitzel K, et al. (2011): Update on platelet-rich plasma. Curr Orthop Pract 22:514-523.

Diegelmann RF, Evans MC (2004): Wound healing: an overview of acute, fibrotic and delayed healing. Front Biosci 9:283-289.

Donnelly RF, Morrow DI, Fay F, et al. (2010): Microneedle-mediated intradermal nanoparticle delivery: Potential for enhanced local administration of hydrophobic preformed photosensitisers. Photodiagnosis. Photodyn Ther 7:222-231.

Donovan J (2015): Successful treatment of corticosteroid-resistant ophiasis-type alopecia areata (AA) with platelet-rich plasma (PRP). JAAD Case Rep 1:305-307.

El Taieb MA, Ibrahim H, Nada EA, et al. (2017): Platelets rich plasma versus minoxidil 5% in treatment of alopecia areata: A trichoscopic evaluation. Dermatol Ther 30: doi 10.1111/dth.12437.

Elnehrawy NY, Ibrahim ZA, Eltoukhy AM, et al. (2017): Assessment of the efficacy and safety of single platelet-rich plasma injection on different types and grades of facial wrinkles. J Cosmet Dermatol 16:103-111.

Erlendsson AM, Doukas AG, Farinelli WA, et al. (2016): Fractional laser-assisted drug delivery: Active filling of laser channels with pressure and vacuum alteration. Lasers Surg Med 48:116-124.

Ferguson MW, O 'Kane S (2004): Scar-free healing: from embryonic mechanisms to adult therapeutic intervention. Philos Trans R Soc Lond B Biol Sci 359:839-850.

Gentile P, Di Pasquali C, Bocchini I, et al. (2013): Breast reconstruction with autologous fat graft mixed with platelet-rich plasma. Surg Innov 20:370-376.

Gkini M-A, Kouskoukis A-E, Tripsianis G, et al. (2014): Study of platelet-rich plasma injections in the treatment of androgenetic alopecia through an one-year period. J Cutan Aesthet Surg 7:213-219.

Graziani F, Ivanovski S, Cei S, et al. (2006): The in vitro effect of different PRP concentrations on osteoblasts and fibroblasts. Clin Oral Implants Res 17:212–219.

Grunewald S, Bodendorf M, Illes M, et al. (2011a): In vivo wound healing and dermal matrix remodelling in response to fractional CO(2) laser intervention: Clinicopathological correlation in non–facial skin. Int J Hyperthermia 27:811–818.

Grunewald S, Bodendorf MO, Paasch U (2009): Fraktionale Lasertherapie der Haut. Haut 6:218–222.

Grunewald S, Bodendorf MO, Simon JC, et al. (2011b): Update dermatologic laser therapy. J Dtsch Dermatol Ges 9:146–159.

Gualeni B, Coulman SA, Shah D, et al. (2017): Minimally–invasive and targeted therapeutic cell delivery to the skin using microneedle devices. Br J Dermatol [Epub ahead of print].

Gupta AK, Carviel JL (2017): Meta–analysis of efficacy of platelet–rich plasma therapy for androgenetic alopecia. J Dermatolog Treat 28:55–58.

Gurtner GC, Werner S, Barrandon Y, et al. (2008): Wound repair and regeneration. Nature 453:314–321.

Haedersdal M, Erlendsson AM, Paasch U, et al. (2016): Translational medicine in the field of ablative fractional laser (AFXL)–assisted drug delivery: A critical review from basics to current clinical status. J Am Acad Dermatol 74:981–1004.

Haedersdal M, Sakamoto FH, Farinelli WA, et al. (2010): Fractional CO(2) laser–assisted drug delivery. Lasers Surg Med 42:113–122.

Helbig D, Moebius A, Simon JC, et al. (2010a): Nonablative skin rejuvenation devices and the role of heat shock protein 70: results of a human skin explant model. J Biomed Opt 15:038002.

Helbig D, Simon JC, Paasch U (2010b): Epidermal and dermal changes in response to various skin rejuvenation methods. Int J Cosmet Sci 32:458–469.

Hersant B, SidAhmed–Mezi M, Niddam J, et al. (2017): Efficacy of autologous platelet–rich plasma combined with hyaluronic acid on skin facial rejuvenation: A prospective study. J Am Acad Dermatol 77:584–586.

Hirshburg JM, Kelsey PA, Therrien CA, et al. (2016): Adverse Effects and Safety of 5–alpha Reductase Inhibitors (Finasteride, Dutasteride): A Systematic Review. J Clin Aesthet Dermatol 9:56–62.

Ho A, Sukhdeo K, Lo Sicco K, Shapiro J (2018): Trichologic response of platelet–rich plasma in androgenetic alopecia is maintained during combination therapy. J Am Acad Dermatol pii: S0190–9622(18)30473–0.

Hoffmann K, Altmeyer P (2007): Ästhetische und plastische Operationen in der Dermatologie: Curriculum Ästhetik. Herdecke: W3L GmbH.

Hui Q, Chang P, Guo B, et al. (2017): The Clinical Efficacy of Autologous Platelet–Rich Plasma Combined with Ultra–Pulsed Fractional CO2 Laser Therapy for Facial Rejuvenation. Rejuvenation Res 20:25–31.

Kang J–S, Zheng Z, Choi MJ, et al. (2014): The effect of CD34+ cell–containing autologous platelet–rich plasma injection on pattern hair loss: a preliminary study. J Eur Acad Dermatol Venereol 28:72–79.

Karmisholt KE, Wenande E, Thaysen–Petersen D, et al. (2017): Early intervention with non–ablative fractional laser to improve cutaneous scarring–A randomized controlled trial on the impact of intervention time and fluence levels. Lasers Surg Med [Epub ahead of print].

Konda S, Potter K, Ren VZ, et al. (2017): Techniques for Optimizing Surgical Scars, Part 1: Wound Healing and Depressed/Atrophic Scars. Skinmed 15:271–276.

Larson BJ, Longaker MT, Lorenz HP (2010): Scarless fetal wound healing: a basic science review. Plast Reconstr Surg 126:1172–1180.

Lee JW, Kim BJ, Kim MN, et al. (2011): The efficacy of autologous platelet rich plasma combined with ablative carbon dioxide fractional resurfacing for acne scars: a simultaneous split–face trial. Dermatol Surg 37:931–938.

Leitlinie "Autologe Fetttransplantation" Klasse: S2k AWMF–Registernummer: 009/017, erstellt als Leitlinie der Deutschen Gesellschaft der Plastischen, Rekonstruktiven und Ästhetischen Chirurgen (DGPRÄ C): 11/2015. www.awmf.org/uploads/tx_szleitlinien/009–017l_S2k_Autologe–Fetttransplantation_2016–07.pdf (Accessed 24/11/2017).

Leo MS, Kumar AS, Kirit R, et al. (2015): Systematic review of the use of platelet–rich plasma in aesthetic dermatology. J Cosmet Dermatol 14:315–323.

Loibl M, Lang S, Brockhoff G, et al. (2016): The effect of leukocyte–reduced platelet–rich plasma on the proliferation of autologous adipose–tissue derived mesenchymal stem cells. Clin Hemorheol Microcirc 61:599–614.

Magalon J. Platelet Rich Plasma: Product Analysis from Characteristics to Recommendations. IMCAS Paris, 26/01/2017: Session 37.

Martin P, Leibovich SJ (2005): Inflammatory cells during wound repair: the good, the bad and the ugly. Trends Cell Biol 15:599–607.

11

Marx RE (2001): Platelet-rich plasma (PRP): what is PRP and what is not PRP? Implant Dent 10:225-228.

Marx RE, Carlson ER, Schimmele SR, et al. (1998): Platelet-rich plasma: Growth factor enhancement for bone grafts. Oral Surgery Endod 85:638-646.

Nast A, Eming S, Fluhr J, et al. (2012): Therapie pathologischer Narben (hypertrophe Narben und Keloide). AWMF-Leitlinie S2k 013/30: 1-43. www.awmf.org/leitlinien/detail/ll/013-030.html (Accessed 24/11/2017). Valid until 29/04/2017; in review.

Nusgens BV, Humbert P, Rougier A, et al. (2001): Topically applied vitamin C enhances the mRNA level of collagens I and III, their processing enzymes and tissue inhibitor of matrix metalloproteinase 1 in the human dermis. J Invest Dermatol 116:853-859.

Osman MA, Shokeir HA, Fawzy MM (2017): Fractional Erbium-Doped Yttrium Aluminum Garnet Laser Versus Microneedling in Treatment of Atrophic Acne Scars: A Randomized Split-Face Clinical Study. Dermaatol Surg 43 (Suppl 1): S47-S56.

Paasch U (2013): Fraktionale Laser: Wunsch und Wirklichkeit. Akt Dermatol 257-262.

Paasch U (2016): The Future of Fractional Lasers. Facial Plast Surg 32:261-268.

Paasch U, Bodendorf MO, Grunewald S. (2011): Dermatologische Lasertherapie: Fraktionale Laser. Berlin: KVM – Der Medizinverlag.

Paasch U, Sonja G, Haedersdal M (2014): Synergistic skin heat shock protein expression in response to combined laser treatment with a diode laser and ablative fractional lasers. Int J Hyperthermia 30:245-249.

Parzeller M, Wenk M, Zedler B, Rothschild M (2007): Aufklärung und Einwilligung bei ärztlichen Eingriffen. Dtsch Arztebl 104:A 567-A 586.

Peer D, Karp JM, Hong S, et al. (2007): Nanocarriers as an emerging platform for cancer therapy. Nat Nanotechnol 2:751-760.

Petrov A (2016): Efficiency of Carbon Dioxide Fractional Laser in Skin Resurfacing. Open Access Maced J Med Sci 4:271-276.

Piraccini BM, Alessandrini A (2014): Androgenetic alopecia. G Ital Dermatol Venereol 149:15-24.

Ramsook RR, Danesh H (2016): Timing of Platelet Rich Plasma Injections During Antithrombotic Therapy. Pain Physician 19:E1055-E1061.

Rana S, Mendiratta V, Chander R (2017): Efficacy of microneedling with 70% glycolic acid peel vs microneedling alone in treatment of atrophic acne scars-A randomized controlled trial. J Cosmet Dermatol [Epub ahead of print].

Sasaki GH (2017): Micro-Needling Depth Penetration, Presence of Pigment Particles, and Fluorescein-Stained Platelets: Clinical Usage for Aesthetic Concerns. Aesthet Surg J 37:71-83.

Shah KB, Shah AN, Solanki RB, Raval RC (2017): A Comparative Study of Microneedling with Platelet-rich Plasma Plus Topical Minoxidil (5%) and Topical Minoxidil (5%) Alone in Androgenetic Alopecia. Int J Trichology 9:14-18.

Schiavone G, Raskovic D, Greco J, et al. (2014): Platelet-rich plasma for androgenetic alopecia: a pilot study. Dermatol Surg 40:1010-1019.

Schulte WV (1960): Die Eigenblutfüllung: eine neue Methode zur Versorgung größerer Knochendefekte nach intraoralen Eingriffen. Dtsch Zahnarztl Z 12:910-914.

Schürer NY, Wiest LG (2012): Bildatlas Peeling – Grundlagen, Praxis, Indikationen. Berlin: KVM – Der Medizinverlag.

Shin MK, Lee JH, Lee SJ, et al. (2012): Platelet-rich plasma combined with fractional laser therapy for skin rejuvenation. Dermatol Surg 38:623-630.

Sorg O, Didierjean L, Saurat JH (1999): Metabolism of topical retinaldehyde. Dermatology 199 (Suppl 1):13-17.

Trink A, Sorbellini E, Bezzola P, et al. (2013): A randomized, double-blind, placebo- and active-controlled, half-head study to evaluate the effects of platelet-rich plasma on alopecia areata. Br J Dermatol 169:690-694.

Ulusal BG (2017): Platelet-rich plasma and hyaluronic acid – an efficient biostimulation method for face rejuvenation. J Cosmet Dermatol 16:112-119.

Uysal CA, Ertas NM (2017): Platelet-Rich Plasma Increases Pigmentation. J Craniofac Surg 28:e793.

Willemsen JCN, Van Dongen J, Spiekman M, et al. (2017): The addition of PRP to facial lipofilling: a double-blind placebo-controlled randomized trial. Plast Reconstr Surg [Epub ahead of print].

Wu CC, Chen WH, Zao B, et al. (2011): Regenerative potentials of platelet-rich plasma enhanced by collagen in retrieving proinflammatory cytokine-inhibited chondrogenesis. Biomaterials 32:5847-5854.

Zhu JT, Xuan M, Zhang YN, et al. (2013): The efficacy of autologous platelet-rich plasma combined with erbium fractional laser therapy for facial acne scars or acne. Mol Med Rep 8:233-237.

11